Jul.

减脂生活

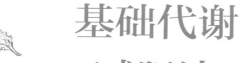

基础代谢
减肥法

邱超平 著

北京联合出版公司
Beijing United Publishing Co.,Ltd.

图书在版编目（CIP）数据

减脂生活：基础代谢减肥法 / 邱超平著 . —北京：
北京联合出版公司，2021.9
ISBN 978-7-5596-5511-0

Ⅰ . ①减… Ⅱ . ①邱… Ⅲ . ①减肥—方法②减肥—食
谱 Ⅳ . ① R161 ② TS972.161

中国版本图书馆 CIP 数据核字（2021）第 173806 号

减脂生活：基础代谢减肥法

作　　者：邱超平
选题策划：北京磨铁图书有限公司
责任编辑：徐　樟
版式设计：刘龄蔓

北京联合出版公司出版
（北京市西城区德外大街 83 号楼 9 层　100088）
三河市嘉科万达彩色印刷有限公司印刷　新华书店经销
字数 158 千字　　880 毫米 ×1230 毫米　1/32　印张 8
2021 年 9 月第 1 版　2021 年 9 月第 1 次印刷
ISBN 978-7-5596-5511-0
定价：52.00 元

自序

做更好的自己

曾经，我的理想是成为一名作家，可以靠手中的笔养活自己，还可以自由自在地行走天下，看遍天下美景，说尽苍生悲喜。

直到新书付梓之际，我才深深体会到，写书这件事实在是做起来太累了。

对于细的地方要一个字、一个字地去斟酌，而在大的方向上要宏观把控整本书的结构，像我这样格局有限的人，往往是写了后面忘了前面，等我回头看完前头写了啥的时候，又忘了接下来要怎么讲述。

太难了！

所以，当我们在畅想未来的时候，可以给自己画个大饼，但真正要去实现的时候，就必须做好面对困难的准备。

大概所有的事情都是这样。从美好的想象到波折的过程，再到最终圆满结束，人生的每一段历程，都会收获一种成长。

就好比减肥，很多人刚开始减肥的时候，充满幻想。比如，幻想着一个月减重 20 斤，或者幻想着在夏天到来之前要将体重瘦回到 100 斤。但实际执行起来的时候，才发现哪怕把自己饿个半死，一天可能也就减掉几两的重量。

对于大多数不懂医学或者营养学的读者来说，这种最开始的对减肥的幻想，就跟我当作家的理想一样，以为写几万字的书像写几百字的微博那么简单，以为只要在 10 分钟里写出 500 字，100 分钟以后就能写出 5000 字，以为挨饿 1 天减重 2 斤，那么挨饿 10 天就能减重 20 斤。

事实上，好的结果，其背后自有科学原理和内在逻辑，并不是简单粗暴的操作所能获得的。减肥不用懂太多病理和生物学方面的知识，但必须知道最基本的常识，这样才能避免抱有不切实际的幻想，走了很多弯路之后，体重还在原地踏步，甚至采用极端的减肥方法，导致最后肥肉没减掉，身体健康搞得一团糟。

我前两年在网上建了一个不成熟的付费社群，手把手地教群里的学员好好吃饭。早餐、午餐、晚餐，每一餐我都细致地去分析，同时讲解减肥的原理。我不仅告诉他们怎么做，还告诉他们为什么要这么做，可谓授人以鱼且授人以渔，这样他们既能减肥，又能学到科学的减肥理念和方法。

后来我发现一个问题，即便我手把手地教，仍然有人不好好学，找各种理由去开脱，对此我很无奈。最后我送给每一位表现优秀的学员一个笔记本，并在本子上写了一句话：做更好的自己。

无论是减肥，还是做其他的事，我始终以这句话勉励自己。

人生在世，难免波折，减肥可能遇到平台期，做事业可能遇到低潮期。有时候已经很努力，结果也未必能如你所愿。

我见过很多人，执迷于体重的斤数无法自拔，甚至因此出现忧伤抑郁、自我怀疑、自我放弃、暴饮暴食等症状，变成自己最不想成为的样子。当他们来向我求助的时候，我告诉他们，一个人之所以想减肥，无非是为了做更好的自己，这种更好或许是更美观，又或许是更健康。而一个人好或不好，不是由体重的斤数决定的。

你要去思考，你是否养成了好的饮食习惯？是否保持了规律的运动？是否收获了平和的心态？是否掌握了科学的饮食结构？是否懂得了营养均衡的原理？当然，还有很多其他的东西。当你在这些方面能够取得进步并且持之以恒时，体重的下降和体形的变美，指日可待。

在这本书里，我并没有教给大家神奇的减肥方法，没有传授给大家月瘦 20 斤的减肥秘方，我只想把最基础、最简单、最实用、最安全的减肥方法，仔细地剖析给大家看。

希望这本书能够解答大家在减肥过程中的疑惑，能够帮助大家成为更好的自己。

邱超平

2021 年 6 月 23 日

目录

01

基础代谢和基础代谢
减肥法

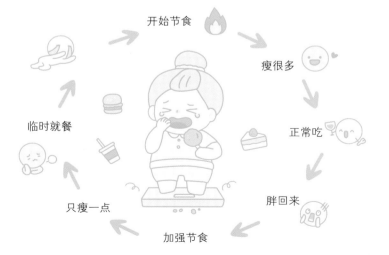

开始节食

瘦很多

正常吃

胖回来

临时就餐

只瘦一点

加强节食

很多人刚开始减肥的时候，都是毫无头绪。虽然知道自己迫切需要减肥，但是对于怎么减完全不懂，只知道可能要饿肚子。其实减肥并不难，核心的点是要制造热量差。让每一天身体消耗的能量，超过吃进去的能量，造成身体的"能量赤字"，就能慢慢瘦下来。

　　但是怎么操作？"赤字"达到多少最科学、最高效？怎么样减肥不伤身体？这些问题很多人不明白，所以我要将答案告诉大家。第一章要带大家了解的内容，主要是两个字：热量。

节食减肥可能导致卵巢早衰

在这个世界上，有不止 1000 种减肥方法，这并不稀奇；因为在这个世界上，有不止 1 亿个想减肥的人。最近我的一位粉丝告诉我，她在执行一种早餐要吃 7 个鸡蛋白的减肥方案，执行了 15 天，已经瘦了 15 斤（2 斤 =1 公斤 =1 千克），但是最近几天体重却不往下掉了，她问我为什么。（见下图）

 目前早餐吃 7 个鸡蛋白，加一个水煮西红柿，或者一根水煮胡萝卜，中午吃鸡胸肉，晚上吃黄瓜，15 天瘦了 15 斤，最近几天还用一样的吃法体重却下不去了，不知道咋回事，反正要坚持三个月……

文字总结一下她的方案，就是：

早餐：7 个鸡蛋白 + 水煮西红柿或水煮胡萝卜

午餐：鸡胸肉

晚餐：黄瓜

我现在真的相信有很多人为了减肥可以不要命的。

下面是我给她的回复：

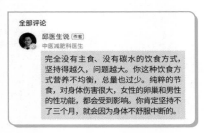

很多人在想要减肥的时候，都会下意识地去节食，尤其是女性，因为她们都在想象自己瘦下来以后会有多么美。但是她们往往忘了，美是由内而外的，如果一个人气色不好，那么她再瘦，都不会好看。女人的好气色源于内在激素的平衡和气血的充足。

根据目前医学界的调查研究，过度节食是女性卵巢早衰的主要原因之一。卵巢早衰意味着女人提前进入更年期，提前衰老。一个提前衰老的女人，谈何美丽呢？

我常年在减肥门诊工作，从三甲医院到自己的私人诊所。我见过无数个不到 30 岁就已经因为过度节食减肥，而导致不来月经的女性。这些人中有一部分，已经在医院里面诊断出卵巢储备不良、卵巢早衰等问题，其中有好多女孩子还没有结婚。她们接下来需要面临的，是长期的药物治疗，以及可能无法成为母亲的心理煎熬。为了减肥，这样值得吗？

> 邱帅好！我跳绳加控制饮食，四个月从107斤减到98斤，最近一个月基本不吃晚饭，早午饭都有粗粮作为主食，肉、蛋、奶不缺！跳绳35分钟跳5000个左右！问题来啦！！！这个月例假推迟10天还没来，以往都是提前5天！！！求解。

比如我的这位粉丝。她通过跳绳和控制饮食，4个月减了将近10斤。原本月经情况都挺好，但是估计是为了加快速度，最近一个月她开始不吃晚饭，结果以往都会提前来的月经，这个月不来了。

全部评论

邱医生说 作者
不吃晚饭，怎么能叫严格按照食谱吃饭呢？ //@请叫我刘漂亮：非常感谢邱帅 😊 我现在严格按照食谱吃饭！我现在应该咋办呢？ 💐💐

邱医生说 作者
总热量不足了吧。唉～好好的基础代谢减肥法摆在这里，减肥食谱摆在这里，你们非要自己瞎折腾，自己乱改。改完出问题了，又问我为啥 😭😭 我太难了。

我在评论区回复她：估计是总热量不足了，也就是我们说的过度节食了。

对于这个女孩子来说，有两个问题：第一个是她本身并不胖，其实没有非常大的必要去减肥，即便要减肥，也不必追求过快的速度。

第二个是她不该采取不吃晚饭的方式来减肥。不吃晚饭是最常见的节食方式，大多数女士都用过。但是这个方式同时节制了热量和营养，容易让人营养不良，甚至可能会造成卵巢功能减退。

当然她只是月经推迟，并不能够说就是卵巢功能出了问题。但是如果不重视，继续这样节食下去，问题只会越来越严重。

女演员林允在拍摄周星驰的电影的时候，为了减肥，她经常吃低热量的食物，只可惜到了极限，也始终无法达到周星驰要求的减肥目标，反而把身体整出毛病——发量减少，内分泌失调，停经 4 个月，林允还表示，自己因此瘦出了"三眼皮"。

女明星减肥内容我会在后面的章节讲述，这里先说她们减肥的一个特点，就是用力过猛，盲目追求减肥速度，长时间节食导致营养不良。当我们营养不足的时候，身体会首先把营养供应给重要的器官，如大脑、心脏、肝……相应地，就会抑制下丘脑 - 垂体 - 卵巢轴释放促卵泡生长素和促黄体生长素，卵泡就不会发育了，月经也就停了。

作为一名专业的减肥科医生，我反复强调过度肥胖对健康的影响，鼓励肥胖者健康减肥。同时我也一如既往地反对过度节食减肥。因为过度节食会带来各式各样的问题，不仅有卵巢早衰，还有脱发、抵抗力下降、血压过低、休克、厌食症等问题。

我们要减肥，更要健康，健康是减肥的目的，也是减肥的前提。减肥是为了获得健康，而不应该牺牲健康去获得一个自己满意的体重数字。那么什么是过度节食？如何避免过度节食？怎样才能健康又高效地减肥？这几个问题，是本书的重点，接下来我会重点阐述。

什么是节食

在讲这个理论之前，我们先看一个案例。

这是我的一个粉丝的亲身经历，给大家分享一下：

粉丝的减肥故事

之前的我是一个每天提减肥，又每天跟自己和解的人，减肥永远是明天开始的事情。

直到 2018 年 1 月参加公司的体检，医生说我内脏脂肪严重超标，我才意识到对一个长得不高的人来说，体重 132 斤、体脂率达到 33%，是多么的可怕。

我下定决心开始减肥，是 3 月初的时候，对于减肥方式，我最擅长、最熟悉的就是节食减肥，饿了一个月后效果显著，我的体重回到了 120 斤左右。

邱医生说 ➤ 一个月减肥 12 斤，基本上是过度总量节食才会有的速度。

可是副作用也来了。我每天情绪特别差，气色更是糟糕，对工作、生活都提不起兴致，大脑经常处于停滞状态，稍微吃点东西体重就有抬头的趋势。之后我去健身房办了年卡开始健身，饮食方面还是保持半节食状态，这样折腾了两个星期，我的体重却没有任何变化，作为一个超级懒的人，健身卡就这样被我闲置了。然后，我又买了微商的瘦瘦包，在淘宝买了五花八门的代餐粉，可是这些东西要么主要依靠我减少饮水来减重，要么就干脆一点作用也没有。

我翻看网络视频，无意中看到一个颜值很高的医生在讲减肥，作为一个颜控，我当然要进去围观一下，然后发现这个姓邱的医生推荐的减肥食谱很有意思，食谱里推荐的食品很丰富，而且他还不厌其烦地给大家讲解关于减肥的知识。

作为一个"理论派"，我深深地觉得这个医生跟其他的很多讲减肥的大 IP 不一样，于是尝试性地照着他推荐的食谱吃。在我原有的认知里，减肥的核心就是一个"饿"字，那个时候我减肥主要还是靠自己摸索，只是粗浅地知道每顿饭要有菜、有粗粮、有优质蛋白，大体按照食谱的安排来吃。

奇迹发生了。我以每个月少 5 斤左右的速度开始变瘦。从胖到买不到衣服，到能穿上 L 码的衣服，再到能穿上 M 码的衣服，我真的欣喜若狂，开心得把原来的衣服都扔掉了。

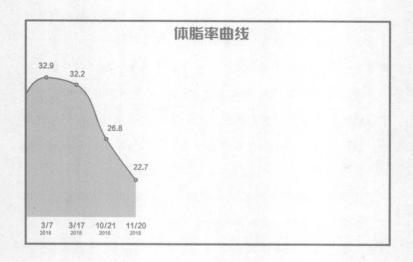

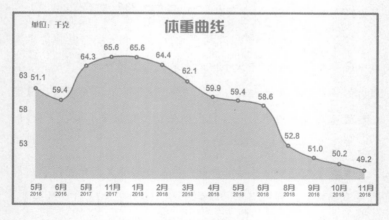

　　体重到 102 斤左右的时候，真正的平台期来了，一个月过去了体重都没有多少变化，于是我认真翻看邱医生发布在网上的内容，找到了平台期的突破方法，然后在体重 99.8 斤的时候加入了减肥营。很多人会说："你这个体重来减肥营干吗？"我加入减肥营，是希望更系统地掌握健康减肥的方法，能够吃饱吃好还不反弹。节食减肥的方法我再也不想用了，因为使用没有办法坚持一辈子的方法没有意义。

　　在减肥营里我知道了到底如何做基础代谢减肥，这是我用过的最舒服的减肥方法，使用这种方法我每天都吃得饱，营养搭配也都非常科学，不会饿肚子、拉肚子。在这里我最大的收获是一个周期下来基本了解了自己应该吃的分量是多少，对于自己每顿饭该吃什么、不该吃什么、吃多少，心里清清楚楚。这种心中有数的感觉真的很爽，我感觉自己可以掌控自己的体重。

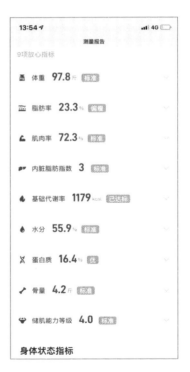

通过减肥，我的肠道菌群改变了很多，原来的我是高糖重油食品的深度爱好者，现在的我更加喜欢清淡的原味食物，对于原来欲罢不能的油炸食品基本无感了。21 天后，我的体重减到了97 斤左右。这是我自 2012 年来从未有过的体重，我终于不用穿大码女装，也不再是别人眼中的那个胖子了。

邱医生说

这位粉丝，一开始使用的减了 10 斤的方法，就是属于节食减肥法。

节食，有狭义和广义两个范畴的意思。广义的节食，即节制饮食，指的是人对自己的饮食在类别、总量、烹饪方式等方面做出控制。

中国古代的僧侣执行长期的素食计划，古代的帝王祭天之前要进行的斋戒，甘地在"非暴力不合作运动"中动不动就绝食，你最近牙疼于是决定不吃容易引起上火的煎炸类食物，女孩子来月经前不吃寒食冷饮等行为，都属于广义上的节食。

而狭义的节食，指的是过度节制饮食。比如在广义节食的概念举例中，我提到的素食和斋戒，因为在饮食中缺乏动物性蛋白质，所以这两种节食行为属于过度节食。甘地的绝食，毫无疑问更属于过度节食。

　　狭义节食可以分为两大类别：种类节食和总量节食。

　　在第一节里我们提到的 7 个鸡蛋白减肥法，在这个饮食计划里面缺乏淀粉类主食，像这样缺乏某一大类营养素的饮食方法，我们把它称为种类节食。

　　在这里简单地跟大家说一下，医学上把营养素分为宏量营养素和微量营养素。宏量营养素指的是糖类、脂类、蛋白质类。

　　糖类最常见于淀粉类主食，也就是米、面、粗杂粮、部分豆类以及土豆、莲藕等高淀粉食物。

　　脂类指的是各种油、脂肪和类脂质。通常我们把液体的叫作油，固体的叫作脂肪。最常见的富含脂类的食物就是各种植物油、肥肉、奶油以及一些油脂含量比较高的果仁。

　　蛋白质是生命的物质基础，是人体最重要的营养素。根据蛋白质内氨基酸的种类和含量，蛋白质又分为完全蛋白质、不完全蛋白质和半完全蛋白质。关于其主要食物来源，我编了句顺口溜概括，即鱼虾肉，蛋奶豆。

　　这些内容，我以后会向大家详细解读，在此想告诉大家的是：无论你们是否在减肥，健康的饮食，都必须含有以上三大类的食物，这是保持营养均衡的最基本要求；如果在饮食中缺乏其中某一大类，就属于种类节食，对身体健康有很大的负面影响。

　　第二节里的这个粉丝使用的第一个减肥方法就属于总量节食。她每天饮食的总热量被过度节制，导致达不到身体的基本需求。像很多人听过甚至都用过的 3 日苹果减肥法，这种方法简单来说，就是要求减肥者连续 3 天只摄入苹果和水，除此之外不摄入任何食物。

"发明" 3 日苹果减肥法的人，还给它关联了一个科学的原理：

> 苹果中的果胶和鞣酸有收敛作用，可将肠道内积聚的毒素和废物排出体外。其中的粗纤维能松软粪便，利于排泄；有机酸能刺激肠壁，刺激肠胃蠕动。苹果还含有丰富的维生素及微量元素，可以为身体提供必需的营养物质，维持健康。
>
> （资料来源：百度）

实际上这种方法的本质就是过度节食，因为除非你一天吃下七八斤水果，否则这 3 天的热量和营养远不能满足人体的基本需求。一名普通成年女性每天大约消耗 1800 千卡热量，一名普通成年男性每天大约消耗 2500 千卡热量。这些能量可不是靠苹果就能提供的。

更有甚者，宣称 3 天瘦 5 斤。我们以普通成年女性为对象简单计算一下：一名普通成年女性每天需要消耗 1800 千卡热量，如果她完全不吃任何事物，只喝水，那么她 3 天最多能消耗 5400千卡，约等于 1.5 斤脂肪的热量，因此可以推断，所谓的 3 天减5 斤，减掉的大部分是体内的水。

采用总量节食的方法是可以减肥的，但是长期总量节食，就会出现和这位粉丝一样的问题：每天情绪特别差，气色更是糟糕，对工作和生活都提不起兴致，大脑经常处于停滞的状态，稍微吃点东西体重就有抬头的趋势。

所以，减肥必须节食（广义的节食），减肥又不能节食（狭义的节食），意思就是减肥一定需要减肥者在日常饮食上进行节制，但是不可以为了减肥而过度节制饮食的总量和营养。

那么我们每天到底应该吃多少东西，才又能适当节制饮食，又不过度节食呢？

我们应该吃多少

对于没有减肥需求的人来说，每天从饮食里面摄取的热量，应该能够满足每天的消耗。但是对于减肥者来说，他每天只需要吃够最低的需求量来保证身体健康即可。那么一个人想要健康减肥，最少应该吃多少呢？

以前有个粉丝问我，她要在闺密的婚礼上做伴娘，不想让自己看起来太胖，所以想快一点减肥，每天吃 800 千卡热量的食物行不行。我不建议她这么做，因为 800 千卡肯定达不到她的最低需求量。但是她说，感觉也吃饱啦，肚子不饿。我告诉她：吃得够不够，不是用肚子饿不饿来衡量的，而是有更加科学的计算方法来衡量。

关于热量的摄入，世界卫生组织有一个建议，即一名普通成年女性每天的热量供应，不应低于 1200 千卡，否则会影响健康，导致身体器官的能量不足，运转失常。美国运动医学会给出的建议则是：一名普通成年女性每天给自己制造的热量缺口，应该在 500 ~ 600

你的基础代谢是多少

很多人知道基础代谢。在大量减肥工作者的宣传下，很多人还知道基础代谢慢的人难减肥。咱们先不说这句话对不对，我想说的是，大多数人并不知道如何测算自己的基础代谢率，更别说怎么科学地去加快它的速度。

测算基础代谢率的方法有很多，比如，医学上会使用基础代谢仪来测定单个个体在单位时间内的耗氧量（O_2L/h），再利用公式 $BMR = O_2L/h \times 19.3kJ \div S$ 来计算得到基础代谢率，S 为体表面积。

体表面积的计算方法为：$S = W \times 0.245 \times H \times 0.725 \times 71.84$；其中 W 为体重（kg），H 为身高（cm），71.84 为系数。

在使用这种测算方法的过程中，为了排除因肌肉工作、精神活动、食物消化以及为应对外界温度变化进行体温调节所引起的额外热量消耗（称机能性消耗），被测定者要保持绝对的安静并断食（12 ~ 18 小时不进食），以临界温度下的消耗热量作为基础代谢量。

在日本，一个普通成年人的基础代谢量为 1200 ~ 1400 千卡的热量，而在欧美地区，一个普通成年人的基础代谢量为 1500 ~ 2000 千卡的热量。不过由于日常生活方式的不同以及其他一些因素的影响，这个数值并不是绝对的。基础代谢量中，不可避免地要包括心脏、呼吸肌、消化管以及血管平滑肌等器官的热量消耗，还有身体的肝脏、肾脏的分泌活动引起的机能性消耗。

因为这种测算方法，操作起来相对比较复杂，不方便人们日常使用，所以又有了一种更简便的公式，来测算每个人的基础代谢量。

女性基础代谢率=661+9.6×体重（kg）+1.72×身高（cm）-4.7×年龄

男性基础代谢率=67+13.73×体重（kg）+5×身高（cm）-6.9×年龄

假如，邱医生年龄 18 周岁，身高 1.78 米，体重 65 公斤，那么他每天的基础代谢量是 67+13.73×65+5×178-6.9×18=1726.55 千卡，这个公式的操作方法比较简单，但是存在一个问题，它只考虑了测试者的身高、体重和年龄的因素，但是没有考虑他的身体成分。相同身高体重的人，由于身体的"结实"程度不同，脂肪和肌肉的含量不同，基础代谢量也会有比较大的差距，有时候可能会多达上千千卡。

因此，我个人常常推荐用第三种测算方法，就是使用体脂秤。体脂秤的基本测算原理是"生物电阻抗分析法"，英文全称Bioelectrical impedance analysis，简称BIA法。根据人体的脂肪和肌肉组织等的导电率不同来做分析。

大家都知道，脂肪含水非常少，主要成分是油，所以电阻比较高，而人体的水分大量储存在肌肉等瘦体组织里，所以电阻就比较低。

BIA法会在人体表面放置几个电极，这些电极会向身体发射微弱的电流，然后测试得到电阻抗值。根据这个电阻抗值，然后再结合公式，计算得到你身体各种成分的具体重量等。使用体脂秤最大的好处就是能够在方便快捷的基础上，最大限度地保证测量的准确度。为了得到更准确的数据，我们可以连续3天清晨起床后，喝一杯温水，稍微休息一下，然后上秤测量，取3天的平均值，作为自己的基础代谢值。当然测算时间也可以是傍晚至晚饭前。

体脂秤的不足之处，也在此跟大家分析一下。

第一，前面说了，虽然大多数体脂秤都是以BIA为原理，但是由于得到电阻值以后，使用的测算公式不同，所以测量的结果也不同，甚至不同的结果之间会存在比较大的差距。一般来讲，体脂秤的制作公司并不会告诉你他使用的是哪种公式。因此，没有最好的体脂秤，只有适合你的体脂秤。

第二，所有的家用体脂秤都是立式的体脂秤，有 2 个电极，站立的姿势、本身的重量、左右脚不均衡等都会影响到测量结果的准确性。通常在专业的医院里，会使用卧式的身体成分分析仪，而且电极片往往有 4 ~ 8 个，让测试的电极片像做心电图一样轻轻接触测量者的皮肤，这样得到的结果会更加准确一些。

第三，体脂秤的准确度有限，更适合一般体形的人。对太胖的、太瘦的或者肌肉太多的人进行测量，可能都会出现数值上的偏差。但是总体来说，体脂秤是一个家用测量的好工具。

而且，在减肥的过程中，我们并不需要测量机器绝对精确，只需要了解自己在一段时间内、相同状态下使用同一台机器得到的测试结果，然后去做对比，以此验证减肥的阶段性效果，了解下一个阶段的改进方向。如果你对数据准确度比较重视，可以每个月到专业医院检测一次，其他时间使用家庭体脂秤测量，来做对比和观察。

下面我要说一则实际案例。

有个东莞的粉丝找我指导减肥。她不久前升级当了妈妈，高兴之余又略带忧伤，毕竟怀胎十月，接受了孩子的爷爷奶奶、叔叔阿姨的"投喂"，体重直线上升！然后她决定开始减肥，经过2个月的时间，她减了13斤，但是她不懂怎么去了解自己真正的减肥效果，就请我给她分析一下。于是我们拿出了她减肥前后的检测数据做对比，见下图：

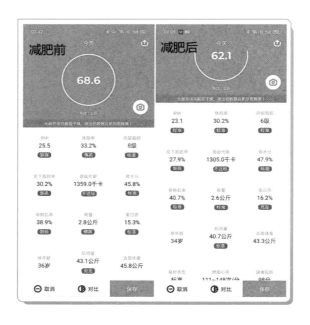

她减肥前的体重是 68.6 公斤，减肥后是 62.1 公斤，下降了6.5 公斤；体脂率从 33.2% 下降到 30.2%，通过计算可以知道，她的脂肪减少了 4.02 公斤。也就是说，在减掉的 13 斤（6.5 公斤）体重里，有 8.04 斤是纯脂肪，减脂率为 53.6%。从这一点

上来看，这个比例是偏低的。但是通过进一步对比分析，我们可以看到她的体脂率下降了 2%，内脏脂肪等级下降了 2 级，身体年龄下降了两岁，同时她的骨骼肌率上升了 1.8%，蛋白质含量上升了 0.9%，体水分含量上升了 2.11%，也就是说，脂肪的比例减少了，肌肉的比例增加了，她的身体成分在改变，可见这次减肥的总体效果还是不错的。

　　针对肌肉总量减少，基础代谢量降低（从 1359 千卡下降到了 1305 千卡）的情况，我问她，是不是在减肥过程中缺乏运动，以致肌肉量丢失有点大。她告诉我，她确实没有怎么运动。问我接下来应该怎么补救，我说，对于女孩子来说，1305 千卡的基础代谢量并不算低，接下来只要增加运动，体脂率会继续降低，肌肉率会提高，而且基础代谢量会提升至达标。至于具体如何使基础代谢量提升至达标状态，我会在第三章告诉大家。

你吃了多少热量

　　测算基础代谢量的方法很简单，执行基础代谢减肥法的第二项主要内容，是了解自己每天摄入了多少热量。因为只有知道自己摄入了多少热量，才能把它和基础代谢画等号，才能真正执行基础代谢减肥法。

　　具体的操作方法也并不难。但是在讲方法之前，我想跟大家分享一句话：减肥的秘诀是在厨房里，不是在健身房里，更不是在药房里。顾名思义，对于减肥而言，最重要的不是吃药，不是运动，而是饮食管理。

　　再给大家举个例子。

　　我有个女病号48岁了，为了减肥，她每天运动4小时到5小时，从年初坚持到了年尾，体重却原封不动，她非常纳闷：难不成要每天运动12个小时吗？

　　她来找我，我告诉她："你的方向搞错了，减肥的核心应该是饮食控制，而不是拼命运动。"

然后，我就给她定制了一套方案，教她控制饮食的方法，并且让她把运动时间至少减少一半，在省下来的时间里好好安排自己的饮食，给自己做饭。

一个疗程（6周）之后，她的体重下降了15.8斤，其中脂肪占到12.7斤，减脂率超过75%，这比她拼命运动更省时，而且肉眼可见地有效。当然我并不是说运动无用，运动是有好处的，但是如果没有饮食管理，那就叫作"方向不对，努力白费"。

管理饮食的基础是了解你每天吃的食物。

为什么吃外卖不健康还容易胖？因为你不知道外卖里面加了什么调料，你对它是怎么做出来的一无所知。所以，如果你真的想管理自己的饮食，那么在开始减肥前的一个月，你不用干别的事情，不用去运动，也不用办健身卡，你就老老实实待在厨房里，搞清楚你每一天吃的食物到底使用了什么原材料，加了什么调料，加了多少调料。

比如简单的一道青椒炒肉，你用了多少克青椒、多少克猪肉？猪肉是纯瘦肉还是五花肉？放了多少油、多少盐？有没有勾芡？把这些原料和调料都称重，然后到网上查一下，这些材料的热量是多少。把这些都搞清楚，你才知道自己到底摄入了多少热量。

等你做完这件事情，你就会发现，原来你以为自己很懂的食物，其实你对它们很陌生，所以，开始减肥前的一个月，你应该把所有跟减肥有关的心思都放在厨房里。厨房里隐藏的所有热量都可能会转化成你身上的脂肪，跟你"双宿双飞"。尤其是食用油，很多人用起油来，简直不是用来炒菜的，倒像是用来洗锅的。炒一个菜，倒上满锅底的油。要知道食用油的热量甚至比肥猪肉的热量还更高。同样容易被大家忽视的，还有各种沙拉酱、辣椒酱等，这些都是隐藏的增肥调料。只要你在厨房里待上一个月，把所有你经常吃的食物的热量都测算一遍，你就会对食物的热量有 80% 的了解。从此以后，你就形成了一种条件反射——无论在哪里吃饭，面对高热量的食物，你脑子里蹦出的第一个念头就是：这个食物的热量是很高的，我要少吃点。

当然，了解食物的热量只是第一步，在接下来的章节里我会帮助你了解营养素。有些人会说：我很忙的，我没有时间去搞这些，或者认为：这样搞好麻烦啊，减个肥也这么烦琐。

我想告诉大家，很多事情如果你觉得做起来很麻烦，那有可能就做对了。你把准备用来上私教健身课的时间用来待在厨房里，不但对你的减肥有帮助，还帮你省了上私教健身课的钱，何乐而不为？而且，我敢保证，你在厨房里待的这一个月肯定会对你瘦下来有帮助，在健身房里待了半年都没瘦不下来的人，我见过很多。

　　这是为什么呢？原因就是饮食安排乱七八糟，毫无章法。所有的健身教练都会告诉你：七分吃，三分练。七分的饮食你都没搞懂，花那么多时间，花那么多金钱去搞三分的锻炼，不是舍本逐末了吗？而且，大多数人，并不是没有时间，而是不够重视，他们从内心里排斥真正科学的减肥方法，他们往往一提到减肥就乱节食。其实大多数减肥的人，只要好好按照我说的方法，先在厨房里待上一个月，减肥成功率至少提升 80%，而且去美容院的钱也能至少减去一半。

为什么基础代谢减肥法是有效的

看完了前面的内容，很多人可能会问：邱医生，我想减肥，我也不怕麻烦，但是我想问一下，如果都吃够基础代谢的量了，那怎么还有"能量赤字"呢？我刚开始提出基础代谢减肥法的时候，无数的粉丝问过我这个问题。有一些没有搞清楚这个问题的人，就故意吃不够基础代谢的量，只吃够基础代谢量的 70%，这样虽然刚开始的时候瘦得快，但是到了后面就出现进入平台期、身体抵抗力下降等问题。

要想知道基础代谢减肥法为什么有效，就一定要先知道人体的热量是怎么消耗的。先看一下下一页这张图，这是一个简单的人体热量消耗去向图，它一共有三大部分：基础代谢约占 70%，日常消耗约占 20%，食物热效应约占 10%。

意思就是一个人每天消耗的热量里，有 70% 是供应给身体去做基础代谢，维持生命器官的正常运转。

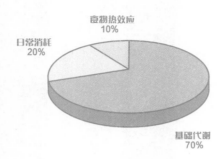

还记得前面讲的关于基础代谢的定义吗？根据这张消耗去向图我们可以知道，如果你每天吃进去的热量等于基础代谢的量，那么你每天吃进去的热量只有你所消耗的总热量的 70%。也就是说，你每天制造了 30% 的"能量赤字"。

如果你是一个女孩子，每天的热量总消耗大约是 1800 千卡，那么你使用基础代谢减肥法的时候，你制造的"能量赤字"就是 1800×30%=540 千卡。这种做法是不是很接近世界卫生组织和美国运动医学会的建议？这下你们相信基础代谢减肥法是非常科学的减肥方法了吧？

再给大家看一个例子。曾经有一个 22 岁的小伙来找我，他患有甲状腺功能减退症（简称甲减），大家都知道，得了甲减的人减肥会慢一些，因为代谢速度更低。

我告诉他，不要担心，只要正常使用药物，保证甲状腺功能正常，减肥是没有问题的。然后我给他做了身体成分分析，见下页图：

临床营养科人体成分报告单

姓名：×××	性别：男	年龄：22 岁	身高：164cm
科室：中医减肥专科	门诊号：2362717	床号：××	编号：2912
检查日期：2019 年 6 月 21 日		报告日期：2019 年 6 月 21 日	
疾病诊断：继发性甲状腺功能减退症			

诊断意见：

1. BMI：25.4kg/m²；内脏脂肪面积：63.3cm²；腰围：82.6cm；基础代谢率：1441Kcal。
2. 理想体重：59kg；实际体重：68.3kg；体脂量：18.7kg；体脂百分比：27.4%；去脂体重：49.6kg。
3. 机体蛋白质含量高，无机质含量正常，脂肪含量高。
4. 偏重。定期复查，监测机体成分变化。

　　他的体脂率是 27.4%，基础代谢率是 1441 千卡，身体情况基本正常。由此可见，只要保证甲状腺功能正常，基础代谢不会受到影响。

　　既然不影响代谢，自然也不影响减肥。

　　由于他的基础代谢率是 1441 千卡，根据基础代谢减肥法，我建议他每天摄入的热量在 1400 千卡左右。1 个月以后，他来复诊，减重 9 斤，减肥效果非常明显。我担心他减肥太快，会丢失大量的肌肉，所以又给他做了一次身体成分分析。

临床营养科人体成分报告单

姓名：×××	性别：男	年龄：22 岁	身高：164cm
科室：中医减肥专科	门诊号：2362717	床号：××	编号：3075
检查日期：2019 年 7 月 19 日		报告日期：2019 年 7 月 19 日	
疾病诊断：继发性甲状腺功能减退症			

诊断意见：

1. BMI：23.7kg/m^2；内脏脂肪面积：44.9cm^2；腰围：75.8cm；基础代谢率：1433Kcal。

2. 理想体重：59kg；实际体重：63.8kg；体脂量：14.6kg；体脂百分比：22.9%；去脂体重：49.2kg。

3. 机体蛋白质含量正常，无机质含量正常，脂肪含量高。

4. 营养状况良好。定期复查，监测机体成分变化。

如上，我们可以看到，他的体重从 68.3 千克减到 63.8 千克，少了 4.5 千克；体脂从 18.7 千克减到 14.6 千克，少了 4.1 千克；去脂体重则从 49.6 千克变成 49.2 千克，少了 0.4 千克。也就是减掉的基本上是脂肪，只有少量的肌肉，这个成绩，非常不错了。我问他有什么经验可以跟我的粉丝们分享一下，他说：

1. 我现在觉得甲减一点都不可怕，规范治疗就好了。

2. 我减肥是很认真地按照基础代谢减肥法的步骤来执行的，吃的每一样食物都用秤称过，计算过热量，我每天都吃 1400 千卡左右。

3. 我的作息很规律，并且会认真运动。

他说的第 2 点，就是基础代谢减肥法的核心了，他对于最近自己要吃进去的每一样食物都要计算一下热量，每天吃 1400 千卡左右，也就是他的基础代谢量。

其实换个角度来说，因为基础代谢要占用人体一天消耗的总热量的 70%，基础代谢减肥法要求每天吃的热量等于每天总消耗热量的 70%，也就相当于保持饮食"七分饱"。

我们都知道饮食"七分饱"是非常健康的饮食方式，但是以前我们吃七分饱的时候，纯粹靠感觉，而有些人胃口大，有些人胃口小，很难确定自己到底是不是吃了七分饱。现在按照基础代谢减肥法来操作，就可以达到最精准的、最现代化的饮食"七分饱"。

人体的热量消耗，除了 70% 用于基础代谢，还有 20% 用于日常活动和 10% 用于食物热效应。其中这 20% 的日常活动，就要求一个要减肥的人，不能天天在家里躺着，什么都不干，要保证正常的日常活动。对于实在不爱动的人，我有减肥十二字箴言：能坐不躺、能站不坐、能走不站。也就是要求减肥者尽量保证身体处在直立的状态。这样能够让他们在不知不觉中消耗更多的热量，这对减肥是非常有益的。如果要在十二字箴言的基础上再加四个字，那么应该是：能快不慢。

　　对于那占用总热量的 10% 的食物热效应，简单来理解，它就是指人在吃饭以及食物在消化的过程中需要消耗的能量。也就是说，吃饭也是一种消耗热量的方式，所以为了减肥，千万不能绝食。当然，不同的食物在消化过程中需要消耗的热量是不一样的，富含蛋白的食物，热效应最高，所以一般都会建议减肥者多吃一些富含优质蛋白的食物。尤其是对于平时爱吃米和面，一说到减肥就不吃肉的女性朋友们来说，这一点也是非常关键的。我在第二章会更加详细地介绍具体的方法。

基础代谢减肥法的案例展示

"你究竟为了什么减肥，减肥又是为了什么？"我看过一条微博，博主向粉丝征集减肥故事，问起大家减肥的原因，大多数都是这两个：失恋和自卑。因为胖，有意中人也不敢表白；因为胖，受到过排挤、嘲笑、嫌弃；因为胖，失去了爱情；因为胖，错过了一生一次的花季。曾说着"你再胖我也喜欢你"的人，到头来可能只是生命中的过客。

很多有外貌焦虑的女孩，会对自己的身材不满意，甚至因此感到自卑。若是想要塑形，或者减肥，就需要为此真正付出一些行动，否则，自卑久了便有了心结。

如果肥胖让你自卑，你可以试着拿出一些勇气和魄力去减肥，像这位粉丝 @ 不用刀的刀客，就很值得大伙儿学习。

自卑会带来很多负面情绪，如焦虑、多疑、易怒、社交恐惧等。因肥胖而自卑的他不愿拍照，不喜欢镜子，也不愿接触人群，越胖越想自我逃避，在身体不健康的同时，心也生病了。为了让自己更自信，他打算先瘦下来看看。

邱医生，您好，我默默关注您好长时间了，前几天也加入了您的减肥圈子，不为别的，只为支持您！我虽说没有按照您的食谱来饮食，但也是殊途同归。我说说我自己吧，我西北汉子一个，身高178厘米，体重从134公斤减到了现在的110.5公斤，今天是我减肥的第60天，我减掉了47斤！

　　他身高 1.78 米，原始体重 134 公斤，也就是短短两个月，这位西北汉子的体重就下降到 110.5 公斤，减重 23.5 公斤。整个人的精气神立马不一样了。

　　他使用的方法，就是基础代谢减肥法。我仔细看了这位大哥的分享，我认为里面有三个重点内容。

也买了体脂称，每天用笔记录各项数据，根据数据做出相应的饮食调整！我家里人觉得我减得太快，其实我减肥减得很快乐。我现在每天晚上出去散散步，60 天减掉了 47 斤，整个人特别自信。我的目标是国庆节的时候减到 200 斤，在春节前减到 160 斤，我现在才体会到科学减肥的轻松，我以前也减过一次肥，那时候一天就吃一顿饭。

　　下面我就来跟大家详细地讲一讲。

01. 做好记录

　　我一直认为体脂秤是一个减肥利器，减肥者自站上去的那一刻起，就对自己体内的脂肪情况清清楚楚了。体脂秤上的得分越低，他们越明白问题的严重性，减肥的决心也越坚定。

这位大哥用体脂秤记录了身体的每一项数据，再根据数据对症下药，做出了相应的饮食调整。两个月来天天如此，丝毫不怕麻烦。

做好减肥记录，不只是记录一个人身体变化的过程，还是一个自我肯定的过程。随着数据变化看以前的自己和当下的自己，既是督促也是动力。

02. 把握心态

很多人在减肥过程中会遇到一个问题：心态崩坏了，自闭了。他们用着不适合自己的减肥方法，导致自己的体形忽胖忽瘦，情绪也随着体重起伏，非常容易进入一会儿过度节食、一会儿暴饮暴食的状态，进而前功尽弃。

他们减肥失败的最主要问题是在一开始的时候就把减肥当作一件困难的、让自己痛苦的事情来做。因为觉得难，所以认为只要花了时间和精力，就应该马上收获同等的回报，对减重的期待过高。事实上除了正确的减肥方法（食谱），减肥和情绪也是挂钩的，我们做任何事，都需要正确的情绪导向。

这位大哥的心态就很好，他在减肥这件事上，一直保持着正面、积极的心态，认真、轻松地走在对的路上，没有给自己施加压力，仿佛减肥就是他普通、快乐的日常生活的一部分，把减肥当作一种乐趣，当作一种简单愉悦的生活方式认真坚持下去，享受每天控制饮食、坚持运动带来的快乐。喜欢做一件事，才能把它做得又好又久。

减肥不是看心情，而是看心态。

03. 确定目标

这位大哥说，革命尚未成功，掉肉仍需努力。

于是他又给自己定下了两个小目标：国庆节的时候减到 200 斤，春节前减到 160 斤。

减肥是场持久战，每一个减肥的人，最终的目标都是健康、持续、稳定地瘦。所以，减肥速度不宜过快，不可急于求成，定好阶段性的小目标，找对前进方向，贵在坚持。

当然，如果你不是大基数体重者，就不要异想天开地定下一个月瘦 30 斤的目标，要具体问题具体分析，健康最重要。

肥胖使人自卑，减肥能带来自信和自律。不必怯懦，无论身在何处，陷于何种境地，都要试着去做环境的主人，向下扎根，向上开花。

别人因肥胖放弃你，你不能放弃自己。

02

营养均衡和
食谱应用

优质碳水化合物

玉米

全麦面包

薯类

糙米

藜麦

燕麦

豆类

意面

优质蛋白质

瘦肉

鱼虾类

蛋类

奶制品

豆制品

大部分胖子的特点是营养不良

尽管大批的专家不停地向大众普及营养及健康知识，但是大部分居民对膳食营养仍然知之甚少，最常见的一个盲点就是，很多人不知道，大部分肥胖者营养不良。这是因为大家对热量和营养的概念有所混淆，认为吃得多、吃得胖就是吃得营养，其实不然。因为真正营养均衡的食物，都非常健康且能带来饱腹感，绝大多数人如果能够按照营养均衡的食物搭配去吃，是不可能变胖的。

我自硕士研究生阶段起就开始大量接触肥胖者，后来在公立三甲医院执业，到如今自己开立私人诊所，我所见到的肥胖者，大多数营养失衡、热量超标。其中女性肥胖者的问题更为突出，她们中的大多数体内蛋白质比例不足。

一个正常成年人体内的蛋白质比例，应该是16%，但是大多数女性肥胖者体内的蛋白质比例都不达标，有些甚至只有一半（8%）。

举几个例子吧。

有一位山东的粉丝，是一位 39 岁的女士，她参加了我的线上减肥营。刚入营的时候，通过体脂秤测量出她体内的蛋白质比例只有 11.3%。经过 21 天的强化训练和中药调理，比例提高到了 12.2%。

还有一位郑州的女士，她参加线上减肥营的时候是 44 岁，体重高达 73.3 公斤，但是她体内的蛋白质比例只有 9.3%，幸好，经过 21 天的强化训练和中药调理，她体内的蛋白质比例提高到了 10.5%。

一位江苏南通的女粉丝，已经 50 岁，一开始她体内的蛋白质比例是 15.2%，低于正常值，经过 21 天的强化训练和中药调理，她的蛋白质比例上升到了 16.4%，达到正常的水平。

还有一位 32 岁的女士，是山东临沂人，她的初始体重超过 93 公斤，并且存在严重的营养不良的问题，她的蛋白质比例只有 7.6%，还不到正常值的一半，经过 21 天的强化训练和中药调节，比例快速上升到了 11.9%。

随着营养水平的提高，上述这些女性减肥者的体重均有了不同程度的下降。像最后这位山东临沂的女士，她的蛋白质比例提高得最快，体重也减得最多，仅 21 天就减重将近 10 斤。

以上举的都是线上减肥营的案例，她们都是通过付费参与这项活动的。有人说，付费以后，减肥的决心会更强，毕竟钱已经花了。但其实，在我的粉丝里，还有大量通过免费食谱减肥成功的案例。比如下面这位——

我不知道她的真实姓名，只知道她是我众多粉丝中的一位，她主动给我分享了自己的体测数据，让我帮她分析。

她按照我的蓝色食谱进行减肥，坚持了 80 天才瘦了 8 斤，觉得速度有点慢，对此她感到很无奈，所以发了对比图给我。

大家可以看一下她的数据对比。我给她的分析是：

从 2020 年 9 月 2 日到 11 月 23 日，80 多天的时间里，虽然她的体重只下降了 4 公斤，但是她还有这样八项变化：

1. 体脂率下降 5%；

2. 内脏脂肪等级下降 1 级；

3. 皮下脂肪率下降近 5%；

4. 基础代谢量反而上升了；

5. 体水分含量增多，达到正常水平；

数据对比	
2020/11/23	**2020/09/02**
体重 63.4公斤 （严重偏高）	体重 67.4公斤 （严重偏高）
BMI 24.2 （标准）	BMI 25.7 （偏高）
体脂率 33.3% （偏高）	体脂率 38.5% （严重偏高）
内脏脂肪 7级 （标准）	内脏脂肪 8级 （标准）
皮下脂肪率 30.6% （偏高）	皮下脂肪率 35.4% （偏高）
基础代谢 1283.0千卡 （不达标）	基础代谢 1265.0千卡 （不达标）
体水分 45.8% （标准）	体水分 42.2% （偏低）
骨骼肌率 38.9% （偏低）	骨骼肌率 35.8% （偏低）
骨量 2.5公斤 （标准）	骨量 2.5公斤 （标准）
蛋白质 15.3% （标准）	蛋白质 13.7% （偏低）
体年龄 35岁	体年龄 38岁
肌肉量 39.8公斤 （标准）	肌肉量 39.0公斤 （标准）
去脂体重 42.3公斤	去脂体重 41.5公斤
身材类型 肥胖	身材类型 肥胖
燃脂心率 111~148次/分	燃脂心率 111~148次/分
健康指数 84分	健康指数 75分

6. 骨骼肌率提高 3.1%；

7. 蛋白质比例提高 1.6%，达到正常水平；

8. 身体年龄从 38 岁降到 35 岁，变年轻了。

这八大变化，充分证明了健康饮食在减肥过程中的重要性，证明了合理的饮食不但能够改善减肥者的营养状况（提高蛋白质比例），还能够帮减肥者减轻体重，降低体脂，提高代谢率。此外，也说明保持营养均衡和减肥并不矛盾，两者是可以共存的，而且是相互促进的。

营养和液体蛋白质

　　我的减肥食谱的第一行列的是各种喝的，包括牛奶、酸奶、豆浆、豆腐脑等，我把它们称为液体蛋白质。在上一节里我已经跟大家介绍过，大多数人的营养不良，以缺乏蛋白质为主要表现，那么想要在保持营养均衡的基础上减肥，就必须补充足够的蛋白质。为什么牛奶是液体蛋白质的首选呢？我会分几个小知识点来回答大家的问题。

减肥者为什么一定要喝牛奶？

　　首先，牛奶含有大量的优质蛋白质。每 100 毫升牛奶中的蛋白质含量约为 3 克，大部分为乳清蛋白和酪蛋白。这些蛋白质含有人体必需的多肽成分，能抑制进食欲望，从而减少总热量的摄入，同时帮助减缓胃排空的速率，避免暴饮暴食。

　　第一，牛奶中的蛋白质是身体合成肌肉的重要原料，配合适当的运动，可以帮助减肥者提升身体的肌肉量，从而提升基础代谢，达到更快速地减脂的目的。

第二，牛奶中的乳糖可以促进肠道内乳酸菌的繁殖，改善人体的微生态平衡，促进肠道细菌合成 B 族维生素，而牛奶里的 B 族维生素是影响身体新陈代谢的重要营养素，B 族维生素能够促进身体代谢。

第三，牛奶中含有丰富的钙，一盒牛奶的含钙量可以达到人体每日所需钙含量的 $1/3$；钙，尤其是从奶制品中摄入的钙，能够抑制脂肪的吸收。缺钙时，身体会释放钙三醇，从而增加脂肪储备，并减缓脂肪燃烧，而足量的钙元素能促进机体产生更多能降解脂肪的酶，帮助身体燃脂。所以在不增加总热量的前提下，多补钙，可以降低人的体脂比例，减少发生肥胖的风险。

第四，瑞士洛桑联邦理工学院研究表明，牛奶中含有丰富的烟酰胺核苷，这种物质可以帮助人体迅速分解和消耗脂肪，这样即使长时间摄入高脂食物也不容易发胖。

总之，喝牛奶对减肥大有帮助，只要条件允许，每天喝一盒牛奶，获益多多！

减肥应该喝全脂奶还是脱脂奶？

很多减肥的人畏脂肪如虎，所以商家顺势推出脱脂奶。脱脂奶通过现代技术将脂肪从牛奶中脱去，降低了牛奶的脂肪含量和总热量，一时间，成为减肥人群的掌中宝。但是，我个人并不认为减肥者一定要喝脱脂奶，原因如下：

第一，全脂牛奶中的脂肪含量占牛奶总含量的 3%。也就是 100 克牛奶中含有 3 克脂肪，这个含量不算高也不算低，在可接受范围内，全脂奶的脂肪里，还含有大量的脂溶性维生素 A、维生素 D、维生素 E 等，脱脂奶则将它们一起"脱"掉了，损失了大量的营养。

第二，牛奶香浓的口感主要归功于脂肪。脱了脂肪的牛奶喝起来会十分寡淡，减肥都那么痛苦了，没必要在牛奶上控制脂肪的摄入。相比之下，我们更应该在其他日常食物中削减脂肪的含量，比如削减炒菜时油的用量。中国营养学会建议每个人每天摄取的食用油 20 克，也就是家用陶瓷勺子 2 勺的量，但是大部分人超标了。

第三，全脂牛奶增加饱腹感的能力比脱脂牛奶强很多。在英国有人做过这样一个研究，将一万多名小学生分成两组，一组喝脱脂奶，另一组喝全脂奶。通过观察他们发现，与喝全脂奶的人相比，喝脱脂奶的人在其他时间段内摄入了更多的食物，如此一来，喝脱脂奶削减脂肪，就毫无意义了。此外，据我了解，市面上的脱脂奶比全脂奶售价更高。

最后对于那些一天不止喝一杯牛奶的人，我建议，第一杯奶喝全脂奶，之后改喝脱脂奶，脂肪摄入太多也是不行的。

喝牛奶会腹泻的人该怎么办?

虽然喝牛奶对减肥很有益处,但是很多人还是不敢喝,因为他们喝了就会腹泻。喝牛奶腹泻的人,有一部分是对牛奶中的某些成分过敏,或者是本身胃肠道消化功能不好,还有一部分人是因为乳糖不耐受,尤其是我国居民,大多数人体内都缺乏乳糖酶,导致对牛奶中大量存在的乳糖无法消化吸收,乳糖在肠道中被细菌分解产生大量气体和乳酸,促使肠道加快蠕动,进而出现腹胀、腹泻等症状。针对这种情况可以考虑使用以下几种方法来缓解:

(1)饮用时注意少量多次,每天的总摄入量控制在200毫升以内。

(2)尽量在餐后喝,避免空腹状态下饮用。

(3)考虑选用舒化奶作为替代。舒化奶中添加了乳糖酶,可以将乳糖水解,且不影响蛋白质、钙、维生素等的吸收,是非常不错的选择。

(4)考虑选用酸奶作为替代。由于在发酵的过程中乳糖被分解了,饮用酸奶不会引起腹泻,但是需要注意的是,原味的酸奶很酸,口感不好,为此很多商家会加入大量的白砂糖来调节口感,所以,最好选用无糖酸奶。

(5)考虑选用豆浆或者豆腐脑作为替代。如果选用豆浆,则注意一定要把豆浆煮熟,因为大豆里含有凝集素、胰蛋白酶抑制剂等,饮用没有煮熟的豆浆也容易导致腹泻。

喝牛奶会长痘？

对于这一点，有些争议。很多人说喝牛奶会长痘（痤疮），尤其是健身房里直接喝乳清蛋白粉来增加蛋白质摄入的男男女女。

牛奶会导致长痘的原因，可能是与胰岛素样生长因子-1（IGF-1）有关，因为有研究证明，IGF-1和皮脂分泌直接相关。如果你的身体不断分泌大量油脂，这些油脂无法透过厚厚的角质层代谢掉，而堆积在毛孔内，就会诱发痘痘。

从中医的角度来看，凡是蛋白质含量高的食物，都可能会导致"上火"，上火可能就会长痘。但是一杯牛奶中的IGF-1含量是有限的，因此，我个人建议，除非喝完牛奶后，你的皮肤有明显的长痘迹象，否则每天喝一杯牛奶是可以的。

存在胰岛素抵抗反应的人能不能喝牛奶？

我有很多男粉丝，他们多数是腹型肥胖，肚腩大，而腹型肥胖的主要诱因就是胰岛素抵抗反应。有些男粉丝会问，是不是存在胰岛素抵抗反应的人就不适合喝牛奶呢？

关于这个问题，我想用一篇文章跟大家分享一下，这篇文章正好阐述了这个观点。

首先，胰岛素对血糖的调控主要包括两方面：一方面是促进骨骼肌、心肌及脂肪组织摄取葡萄糖，另一方面是抑制肝脏糖原分解及糖异生。

所谓胰岛素抵抗反应就是胰岛素对血糖的调控减弱了，即胰岛素不能有效促进周围的组织摄取葡萄糖，或不能抑制肝葡萄糖的输出了。

患有腹型肥胖的人往往胰岛素敏感性降低，也就是存在胰岛素抵抗反应，与其他人相比，他们更容易患糖尿病、心脑血管病等。这篇文章的研究认为，牛奶中有一种反式棕榈油酸（普遍存在于乳脂中），可以改善胰岛素水平和胰岛素的敏感性。与血液中反式棕榈油酸含量最低水平的受试者相比，血液中反式棕榈油酸含量最高的受试者患糖尿病的风险降低了60%。

其次，奶制品中的脂肪还包括丁酸酯，丁酸酯不仅可以改善肠道菌群，还可以抑制炎症，而炎症又与糖尿病和心脏病等慢性疾病的发展有关。所以，喝牛奶能预防慢性疾病。

再者，乳脂中存在的另外一种脂肪酸和牛奶中的天然反式脂肪共轭亚油酸（CLA）也被发现可以降低患糖尿病、心脏病和癌症的风险。

最后，牛奶中的部分蛋白质成分，如乳清蛋白、酪蛋白等，能够促进胰岛素分泌，缓解胰岛素抵抗反应导致的胰岛素水平相对不足。

综上所述，存在胰岛素抵抗反应的人不但能喝奶，而且应该每天至少喝一杯全脂奶。

在此，我想补充说明的是，胰岛素抵抗反应主要是肥胖导致的，不是喝牛奶导致的。只要是有助于减肥的措施，减肥者都应该执行。同理，大多数人尿酸含量高，主要是身体代谢紊乱导致的，而肥胖是罪魁祸首，很多减肥者问我，如果他尿酸含量高，能不能吃虾，我告诉他，虾是低脂、高蛋白的食物，有助于减肥，当然可以吃，等他减肥减下去以后，尿酸自然就降了。只要不是把虾当饭吃就行。

中医真的不建议大家喝牛奶吗？

有一部分中医认为，牛奶性寒，不能多喝，这导致认同这种观点的人都不敢喝牛奶。我也是中医，下面我就来说道说道，牛奶到底能不能喝。

第一，牛奶并不阴寒。书上记载，牛奶味甘，性微凉，能滋阴润燥，补虚损，益肺胃，养血气等。很多人听到一个凉字，就感觉很可怕，但牛奶只是性微凉，跟阴寒是差很远的。

第二，属性阴寒的食物可以吃。在我们日常生活中，阴寒的食物比比皆是，比如：百合、银耳、绿豆、苦瓜、梨子、香蕉、小米、冬瓜、西瓜、荸荠、马齿苋等。

中医讲究"寒热温凉平"，所以除了平性，我们的食物要么寒要么热。人不可能只吃平性的食物，其他属性的食物也要吃，只要摄入寒热两类食物的比例大致上均衡就可以了。

如果寒性的东西都不能吃，那么世界上最少有三分之一的食物是不能食用的。

第三，中医非常重视血肉有情之品对人体的滋补作用。便宜、方便又补益的血肉有情之品不可多得，几乎只有牛奶和鸡蛋。否定牛奶，等于砍掉人生一半的补药，太可惜了。

第四，很多人说，脾胃虚寒的人坚决不能喝牛奶。其实，脾胃虚寒的人应该健脾胃，而不是单纯戒牛奶，因为牛奶对他们的负面影响并不大，可以少喝，但没必要全部戒掉，比如跟豆浆换着喝就可以了。

最后，"大隐隐于市"。真正的养生，不是完全避忌可能带有一些负面属性的食物或事情，而是从整体的视角，安排好每日的生活起居，使自己在错综复杂的环境里实现人和自然之间的动态平衡。古书云，人得天地之全性，草木得天地之偏性。这个世界上，本来就没有完美的东西。

在不完美中，寻找人和社会的平衡点，才是养生的最高境界。

对于一些确实不能喝牛奶的人，我一般会建议他们用豆浆代替。因为豆浆也是营养非常丰富的食物，且物美价廉，方便获取。如果家里有豆浆机，可以自己做鲜榨豆浆喝，如果没有豆浆机或者早晨时间紧张，则可以用豆浆粉冲泡食用。

对于一般人而言，豆浆有六大功效：

第一，豆浆含有的营养素非常丰富，其中的蛋白质、钙、铁、维生素等，均属于优质蛋白质，能够提高人体免疫力。

第二，豆浆含有丰富的植物固醇，而且属于高镁低钠食品，有一定的预防高血压等心脑血管疾病的作用。

第三，豆浆里的大豆卵磷脂，有助于预防老年痴呆。

第四，豆浆富含维生素，有助于抗氧化，抗衰老。

第五，豆浆能够减少气道平滑肌痉挛，缓解咳嗽。

第六，豆浆含有植物性雌激素，能双向调节女性内分泌，具有改善女性身心健康、延缓皮肤衰老、美容养颜的功效。

对于减肥人士来说，豆浆有五大好处：

其一，豆浆是一种高纤维的食物，能够促进肠胃蠕动，改善便秘，从而帮助减肥者减掉小腹的赘肉。

其二，豆浆含有丰富的膳食纤维，能够带来饱腹感，减少肠道对糖分的吸收，对减肥有利。

其三，豆浆利尿。如果人体内水分过多地堆积，那么就会出现水肿型的肥胖症状，所以在减肥过程中多摄入一些利尿的食物，如豆浆，不仅可以消除水肿，还可以带走一部分热量。

其四，豆浆富含不饱和脂肪酸，可以分解胆固醇，从而使脂肪不易堆积。

其五，豆浆富含蛋白质，而蛋白质是身体合成肌肉的重要原料，配合运动可以帮助减肥者提升身体的肌肉量，从而提升基础代谢，更快地减脂。

有这样一群人，她们经常长痘、月经推迟或不来、体毛旺盛，民间将这种状态称为内分泌失调，医学上将患有这些临床表现的病症称为多囊卵巢综合征。总的来说，多囊卵巢综合征是雄性激素过高、内分泌紊乱导致的。它的主要特点是患者少排卵或不排卵，如果持续不排卵，则会导致不孕，严重情况下会使子宫内膜过度增生，增加罹患子宫内膜癌的风险。豆浆富含植物雌激素，对于雄性激素过高引起的多囊有很好的调节作用，尤其是对有多囊肥胖的人士来说，豆浆是不可多得的好东西。

很多人认为患有乳腺增生、子宫肌瘤的人不能喝豆浆，他们觉得这类人群体内的雌激素分泌紊乱，而豆浆等豆制品中含有大量的大豆异黄酮，它属于类雌激素物质，会加重病情。

实际上，大豆异黄酮在结构上类似于人体产生的雌激素，它对人体有着双向调节的功能。当人体雌激素分泌不足时，它可以起到部分替代人体雌激素的作用；当人体雌激素分泌过多时，它能够起到降低人体雌激素的作用。由此可见，喝豆浆不会诱发或加重乳腺增生、子宫肌瘤等疾病。

另外，还有很多人问：尿酸含量高的人能不能喝豆浆？

第一，从饮食的角度来说，人之所以会尿酸含量高，是因为摄入了大量的嘌呤。

第二，豆浆中的嘌呤是很少的，从量上来类比，吃 2 两肉摄入的嘌呤等于吃 4 斤大豆摄入的嘌呤。一天吃 2 两肉很容易，但你一天能吃 4 斤大豆吗？

第三，真正高嘌呤能导致尿酸高诱发痛风的食物，多是动物内脏、沙丁鱼、三文鱼等鱼类，还有扇贝、野味、鹅肉以及一些加工食品等，且饮食对尿酸水平的影响约占总体的 20%。

第四，尿酸含量高主要是体内代谢不畅造成的，它的主要表现之一就是腹型肥胖。患有腹型肥胖的人多伴有胰岛素抵抗反应，胰岛素抵抗会减少尿酸排泄，增加尿酸的重吸收，导致体内尿酸升高。所以，豆浆对减肥有利，且并不会直接导致尿酸升高。此外，英国有研究证明，常吃豆制品的人痛风发作率反而更低。

总之，痛风者也可以喝豆浆，但对动物内脏之类的食物则要好好控制一下，因为它们不仅嘌呤高，而且容易增肥。

营养和鸡蛋

　　我的减肥食谱的第二行列的是鸡蛋。鸡蛋有多种做法，哪种最可取呢？鸡蛋的好处是什么？这是我们这一节的主要内容，同样分小知识点和大家一起分享。

1. 吃鸡蛋对减肥有什么好处？

　　第一，鸡蛋含有丰富的优质蛋白质，100 克鸡蛋中就含有 13 克蛋白质。难能可贵的是，鸡蛋里的蛋白质非常符合人体的要求，人体对它的吸收率能达到 95% 以上。优质蛋白质的摄取，一方面能够提高营养水平，另一方面能够提高减肥效率。

　　第二，鸡蛋能够让身体有足够的饱腹感，人在吃鸡蛋之后，身体会分泌一种叫作 PPY 的胃肠道激素，抑制食欲，避免自己因为饥饿而摄取大量食物。

　　第三，蛋黄里含有丰富的卵磷脂，它可以乳化、分解油脂，降低血液中的中性脂肪（甘油三酯）含量，帮助皮下脂肪代谢。

第四，蛋黄中含有较多的不饱和脂肪酸，包括亚油酸、亚麻酸、ARA、DHA 等，它们是大脑和脑神经的重要营养成分，能促进肌肉生长，提高代谢水平。

第五，蛋黄中含有丰富的胆碱，可以控制胆固醇，降低因肥胖导致的罹患心血管疾病的风险。

经常吃鸡蛋有益健康，越来越多的证据证明食用鸡蛋对控制体重很有帮助。

最后，我想给大家讲一个概念，这个概念叫作食物热效应，它是指由于进食而引起能量消耗增加的现象。营养学家把这种因摄食而引起的热能的额外消耗称为食物热效应，又叫食物的特殊动力作用。人体在摄食过程中，除了夹菜、咀嚼等动作要消耗热量，对食物中的营养素进行消化吸收及代谢转化也需要消耗热量。不同的营养素所产生的食物热效应不同，比如脂肪产生的食物热效应是 4%～5%，碳水化合物产生的食物热效应是 5%～6%，而蛋白质产生的食物热效应则能达到 30%～40%。差别明显。

举例来说，假设你一口气吃了 100 千卡的脂肪或者淀粉，实际上你的身体只摄入了 95 千卡，因为有 5 千卡在吃和消化的过程中被消耗掉了，而如果你吃了 100 千卡的蛋白质，身体实际上只摄入了 70 千卡，另外 30 千卡被消耗掉了。也就是说，在日常饮食中，蛋白质比例越高，身体实际摄入的热量就越少。所以对于减肥的人来说，饮食中一定要多吃蛋白质含量高的食物，因为这样就能一边吃饭，一边消耗热量了。再加上蛋白质含量高的食物有更高的饱腹感，一边吃饱，一边吃少，瘦下来不就指日可待了吗？

当然，话说回来，蛋白质含量也不是越高越好，过多的蛋白质会增加身体的负担。因此对于蛋白质的摄取，一方面我们要量力而行，适可而止，另一方面要尽量选择优质的蛋白质来吃——鸡蛋就是其中最典型的代表。具体哪些食物属于优质蛋白，我在后面的章节中会给大家介绍。

2. 减肥的人可以吃蛋黄吗？

很多减肥的人害怕吃蛋黄，甚至有一些医生也会嘱咐减肥者少吃蛋黄。其实这是不懂如何减肥的表现。

就跟我建议大家优先选择全脂奶一样，蛋黄中虽然含有比较多的胆固醇和其他脂肪，但是也含有丰富的脂溶性营养素。少量吃脂肪，可以给人饱腹感，让人不再有饥肠辘辘的感觉，自然就能减少对其他食物的渴望。少吃胆固醇，但不要不吃胆固醇，胆固醇是人体非常重要的营养素，在合成激素等方面发挥着重要的作用。

同时，蛋黄中的蛋白质含量比蛋清中的蛋白质含量要高，且利用率更高。蛋黄中的蛋白质含量为 15.2 克 /100 克，蛋清中的蛋白质含量为 11.6 克 /100 克，所以如果吃下一整个鸡蛋，补充蛋白质的效果比单吃蛋白更好。

我在食谱中推荐大家每天早餐吃一整个蛋，晚餐再吃一个蛋白。2019 年美国西北大学医学院的研究结果也佐证了这个吃法，他们综合了对 3 万人长达 17 年的研究结果，提出鸡蛋吃得太多对人体不好，最适合普通成年人的吃法是每日服用一个蛋黄两个蛋白，这跟我在食谱中的建议是非常契合的。

3. 胆固醇高的人适合吃鸡蛋吗？

很多人觉得如果摄入过多的胆固醇，血液中的胆固醇就会升高，容易导致心血管疾病。事实并非如此。

第一，美国膳食指南早在 2015 年就指出，我们无须限制膳食中的胆固醇的含量。

第二，人体每天合成 3 克胆固醇，这大约等于 14 个全鸡蛋的胆固醇含量（一个鸡蛋的胆固醇含量为 $0.2 \sim 0.3$ 克）。即便我们不摄入胆固醇，我们的身体也会自动合成胆固醇，如果我们摄入得多，身体就合成得少一点；如果我们摄入得少，身体就合成得多一点。

第三，有研究表明我们日常吃进去的胆固醇只有 4% 会影响我们的体内胆固醇水平，换句话说，日常吃 $1 \sim 2$ 个蛋黄根本不足以导致我们胆固醇升高。

第四，适当摄入胆固醇会促进肝脏合成胆汁，促进脂肪分解代谢，反而有助于减肥。

第五，国外有研究表明真正影响我们体内的胆固醇水平的是碳水化合物，特别是一些精制的糖跟淀粉。

据说，美国有位医生 20 年来坚持每天吃 4 个鸡蛋，他身体的胆固醇等各项指标都正常。因此，胆固醇高的人可以放心吃鸡蛋，减少精制的碳水化合物的摄入，最重要的是达到营养的均衡。具体如何保持营养均衡，等大家看完这一章就知道了。

4. 减肥的人什么时候吃鸡蛋最好？

在时间方面没有要求，鸡蛋早、中、晚都可以出现在餐桌上。不过早餐吃鸡蛋更有利于减脂。曾经有个持续 8 周的实验，将两组人进行对比，一组人早餐吃 2 个鸡蛋，另一组人早餐吃面包，8 周后的结果显示，跟早餐吃面包的人相比较，早餐吃鸡蛋的人体重多减轻了 65%，腰围多减少了 34%。

因为经过一晚上的饥饿之后，早餐是最重要的一餐，优质的早餐让人一整天都充满能量，而早餐选用蛋白质和健康脂肪（鸡蛋＋牛奶）的完美组合既能提供充足的饱腹感，又能控制热量。早餐吃鸡蛋，何乐而不为？

5. 减肥的人吃水煮蛋、茶叶蛋、水蒸蛋中的哪一个比较好？

在我推荐的食谱中，早餐既可以吃水煮蛋、茶叶蛋，又可以吃水蒸蛋。

从营养学的角度来说，水煮蛋由于蛋壳可以隔绝空气，蛋不会被氧化，所以它的蛋白质吸收率最高，维生素保存状态最佳。

茶叶蛋就是用茶叶煮出来的蛋。煮蛋时加入的茶叶中富含多种维生素和矿物质，还含有茶多酚、咖啡碱等。有些人会问，那是不是茶叶蛋的营养价值最高？非也非也。茶叶蛋在烹饪过程中经过持续的高温煮沸，鸡蛋会产生一些变化。受高温影响，茶叶自身的大部分营养价值也流失了。煮的时候，茶叶中含有的酸碱成分渗透到鸡蛋里，这些物质会给人的胃部带来很强的刺激性。

水蒸蛋的加热温度较低，核黄素、叶黄素等水溶性维生素损失较少，但是和水煮蛋相比，它的蛋白质吸收率略低。

如果不追求好的口感，我个人比较建议吃水煮蛋，当然偶尔换换口味，吃茶叶蛋跟水蒸蛋也可以。

6. 减肥的人可以食用鹅蛋、鸭蛋、鹌鹑蛋代替鸡蛋吗？

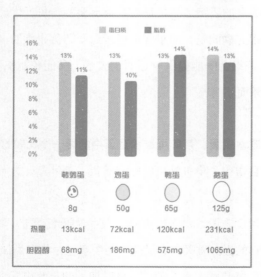

从上图中我们可以看出，蛋类含有的营养物质中最多的是脂肪跟蛋白质，此外还可以得出以下几条结论：

第一，4种蛋的蛋白质含量差不多，都在13%左右。

第二，鸡蛋的脂肪含量最低，鸭蛋的脂肪含量最高。

第三，鸡蛋平均胆固醇含量最低。

由此可见，在蛋白质含量相差不多的情况下，鸡蛋的脂肪和胆固醇含量最低，因此热量也低，而且很便宜，是减肥者的首选。鹌鹑蛋也是合理的选择，至于鸭蛋和鹅蛋，由于脂肪含量过高，不建议减肥者选用。

7. 对鸡蛋过敏的人怎么办?

如果每次食用鸡蛋后都会出现皮疹、腹泻等症状，则需警惕是否对鸡蛋过敏了。人的过敏原千奇百怪，或许很多人想不到，鸡蛋也会是一些人的过敏原。

有研究报告表明，鸡蛋可能会加重湿疹患者的症状，尤其是岁数较小的患者。因此湿疹患者要谨慎对待鸡蛋。

如果确实对鸡蛋过敏，又要减肥的话，那么鹌鹑蛋就是你的最优选择。如果对所有蛋类食品都过敏，那么这个时候就要想起这样一个原则：优质蛋白质食物的相互替换原则。

一种食物的蛋白质中含有的氨基酸模式越接近人体需求，那么这种蛋白质就越容易被人体吸收，我们称它为优质蛋白质。

到目前为止，人们发现的组成天然蛋白质的氨基酸只有20

种，在这20种氨基酸中，亮氨酸、异亮氨酸、赖氨酸、蛋氨酸（甲硫氨酸）、苯丙氨酸、苏氨酸、色氨酸、缬氨酸这8种是人体必须从食物中获得而不能在体内自行合成的（婴幼儿无法自行合成组氨酸），叫作必需氨基酸。

只要摄入这8种必需氨基酸，人体就能维持生命和进行生长发育，否则就会出现发育迟缓、贫血、毛发枯黄等症状。这8种必需氨基酸如此重要，以至食物蛋白中含必需氨基酸的数量及种类的多少就成了衡量蛋白质优劣的标准。含有必需氨基酸的种类、数量多，营养价值就高，这种蛋白质就被称为完全蛋白质或者优质蛋白质。

优质蛋白的种类很多，我用六个字来概括：鱼虾肉，蛋奶豆。淡水或者海水里的鱼类、虾类、禽畜肉类、蛋类、奶类、豆制品，都是优质蛋白质的来源。

以前有很多坚持素食主义的粉丝问我，吃素的人怎么减肥，我告诉他们：

1. 如果不是出于特殊情况或者宗教信仰，原则上不建议大家吃素，因为多数素食者无法让自己保持营养均衡。

2. 如果坚持素食主义，建议做蛋奶素食者，也就是不食用动物的肉，包括肉类、禽类、鱼类（海鲜），但食用蛋类和奶类制品，因为蛋类和奶类是非常优质的营养物，且物美价廉。

3. 如果坚持全素食，就一定要多吃豆类制品，因为它们是唯一能够补足你身体所需全部氨基酸的食物了。

综上所述，如果你确实对鸡蛋过敏，那么可以食用各种肉类，如牛肉、鸡胸肉或者鱼虾类以及豆制品甚至是牛奶来替代鸡蛋。优质蛋白质食物之间，是可以实现替换的。

营养和主食

　　在食谱的第三行里，我建议大家吃粗粮。粗粮的两大优势是精细的白米、白面无可比拟的：其一是强大的饱腹感，其二是低 GI（glycemic index）指数。GI 指数全称血糖生成指数，指的是人吃进某种食物后血糖升高的程度。

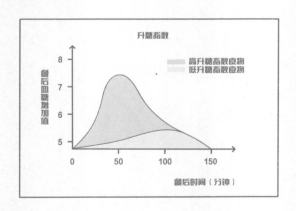

　　高 GI 的食物，因为在进入肠胃后消化速度快，葡萄糖释放速度快，所以血糖升高速度就快。血糖快速升高，身体就会分泌

大量的胰岛素来平衡和控制，而胰岛素的作用之一是抑制脂肪分解。也就是说，吃高 GI 食物，就等于直接抑制脂肪分解，这个时间最长可以达到 4 个小时。

我为什么总是强调早餐是减肥者最重要的一餐呢？因为人经过一晚上的禁食，血糖和胰岛素都处于比较低的水平。胰岛素水平低，对脂肪分解代谢的抑制就弱，这个时候如果我们吃相对低 GI 的食物，血糖和胰岛素分泌的曲线就会相对平缓，对脂肪分解的抑制就受到了控制。

优质的低 GI 早餐在不声不响中，为减肥者提供了很好的减脂基础。很多人吃得不多，也做了运动，但还是瘦不下来的原因就是他们吃了比较多的高 GI 食物，身体的胰岛素水平波动大，对脂肪分解的抑制作用强大，减脂自然事倍功半。

在日常生活中，精制的米粉、汤面、包子、馒头等，都属于高 GI 食物，而粗粮大多数属于低 GI 食物。所以，早餐一定要尽可能吃粗粮。

粗粮有很多种，简单给大家介绍一下：

1. 燕麦

燕麦中可溶性膳食纤维的含量是白米饭中可溶性膳食纤维含量的十倍以上。

对于减肥者来说，可溶性膳食纤维是一个必须了解的概念。这是一种可溶解于水又可吸水膨胀，并能被大肠中的微生物酵解的纤维，常存在于植物细胞液和细胞间质中，主要有果胶、植物胶、黏胶等。以前营养界普遍认为膳食纤维是食物的非营养成分，没什么作用，如今则越发倾向于认为膳食纤维属于人体的第七大营养素，对健康有益。

它的主要作用包括：

①刺激肠道蠕动，便于粪便排出，预防便秘、直肠癌、痔疮及下肢静脉曲张等疾病。

②膳食纤维具有降血压、降载脂蛋白 B（apo B）、降胆固醇和降甘油三酯的作用，饮食中每增加 10 克膳食纤维，冠心病发病率就相应降低 14%，因冠心病死亡的危险度随之降低 27%。另外，有研究发现，摄取高膳食纤维量还可有效预防中风。

③预防胆结石的形成。

④产生饱腹感，对抑制食欲和保持大便通畅很有帮助。对肥胖病人禁食有利，可帮助减肥。

⑤改善耐糖量，可调节糖尿病病人的血糖水平，可作为糖尿病病人的食品。调查发现，增加膳食纤维的摄入能有效缓解糖尿病患者的胰岛素抵抗反应。

⑥改善肠道菌群。

⑦预防肿瘤。英国学者通过研究发现，膳食纤维摄入量与乳腺癌发生率呈负相关。

建议减肥者平时用燕麦片来代替包子、馒头、白粥、面条、

炒粉等精细主食作为早餐，烹调方式建议选用牛奶或酸奶进行冲泡。我个人不太建议将燕麦煮成粥，因为那样燕麦会成糊状，而糊状食物对血糖的刺激作用更接近精细主食，会影响减肥效果。此外，也可以考虑做成全麦面包，或者食用黑麦、荞麦、莜麦变换口味。

2. 玉米

玉米不仅含有大量的膳食纤维，能够润肠通便，还能够增加饱腹感，让减肥者不再需要忍受饥饿！同时，玉米又因其含有丰富的镁元素，营养价值远远超过白米、白面等常规主食，经常食用可以预防动脉硬化和高血压等病症的出现。玉米的维生素含量非常高，是稻米和小麦中维生素含量的 5 ~ 10 倍，玉米中含有的核黄素等高营养物质，对人体也是十分有益的。

关于玉米，有过这么一个小插曲。我在门诊工作的时候，有一个女士忧心忡忡地来找我，她说自己吃了很多紫玉米，但是有人告诉她，紫玉米是转基因食品，为此她很担忧。我告诉她：紫玉米不但不是转基因，而且还含有大量的花青素，对抗氧化、抗衰老还有帮助呢。她听我这么说，就非常开心了。

3. 紫薯、红薯

紫薯中含有较多花青素，有利于抗氧化，对血管也有一定的保护作用。红薯含有的营养成分较为均衡，热量低，饱腹感强，每100 克红薯中仅含有脂肪 0.2 克，不到大米中脂肪含量的四分之一。

关于红薯，很多人会有一个疑问，减肥的人能不能吃烤红薯呢？很多人吃东西之前会查一下它的热量，这是一个很好的习惯。我想告诉大家的是，烤红薯之所以热量比较高，是因为在烤的过程中，水分大量流失。所以同样重量下，烤红薯的热量肯定是比蒸红薯高很多的。但如果是同一个红薯，只要你在烤的过程中不刷蜜糖，那么无论是烤着吃还是蒸着吃，热量都是一样的。

4. 土豆

我国目前已经启动土豆主粮化战略，争取让土豆成为继稻米、小麦、玉米之后的又一大主粮。

土豆是非常健康的食物。它不仅热量偏低，只有白米饭的三分之二不到，而且富含丰富的膳食纤维，饱腹感极强，可以说是减脂主食的最佳选择之一。此外，土豆还含有丰富的维生素和矿物质，尤其是维生素 C 含量很高，是苹果的 4 倍。

我国是食盐大国，也是高血压大国，土豆中的钾含量很高，有控制血压的作用，可以说，高血压的人，每天食用一颗土豆、一根香蕉，是很健康的选择。

5. 山药、芋头

山药和芋头都属于根茎类植物，含有丰富的维生素和微量元素，而且脂肪含量极低，蛋白质含量丰富。对于想要减肥的人来说，山药和芋头完全可以代替部分主食。

从中医的角度来讲，山药有健脾补肺、固肾益精之效，对于身体比较虚弱、身体抵抗力差的人，有一定的帮助；芋头则有健脾补虚、化痰散结的作用，痰湿体质的人适当食用对身体有益。如果山药和芋头你用来炒菜了，就一定要注意少吃点主食，因为它们已经是挺好的粗粮了。

6. 豌豆

很多人把豌豆当作蔬菜，但其实豌豆是非常好的粗粮，无论从口感还是营养的角度来讲，我个人都非常喜欢豌豆。

豌豆营养价值很高：

①它含有的K因子（钾/钠比值）较为丰富，有科学家研究证明，豌豆中的K因子大大超过降压所需的量值（K因子≥10）。因此高血压患者宜多吃豌豆。

②它富含膳食纤维，可以促进肠道蠕动，能够润肠通便，还能够增加饱腹感。

③它富含铬，可以促进胰岛素的分泌，帮助控制血糖。

④它如果和玉米搭配，还能起到蛋白质互补的作用，提高身体对蛋白质的吸收率。

清蒸豌豆、水煮豌豆，或者以豌豆与玉米、胡萝卜等为辅料炒鸡蛋，都是非常美味有营养的菜肴。

7. 绿豆、红豆

黄豆、黑豆等富含蛋白质的豆类，属于高蛋白食物，绿豆、红豆等富含淀粉的豆类，属于粗粮。我国南方居民喜欢在夏天煮绿豆粥和红豆粥，清凉度夏，利尿消肿。不过在煮粥过程中大家容易出现一个问题，那就是把绿豆和红豆煮得太烂，导致它们失了粗粮的本色。

绿豆的美容作用极佳，如果你是长期过敏的人群，经常吃绿豆能够有效改善过敏体质。对减肥的人来说，用绿豆、红豆煮粥或者将绿豆、红豆与大米、小米、糙米等一起煮成杂粮饭吃，都是非常好的选择。肥胖且伴有血糖升高问题的人食用后，能够减肥并保持血糖稳定。

从中医的角度来讲，绿豆和红豆都能清热祛湿，对于湿热体质的人而言，是特别好的食品。

8. 小米

民间有小米养胃的说法，很多北方居民喜欢喝小米粥。

从营养学的角度来说，小米的蛋白质含量远高于大米，维生素 B_1 的含量也在所有粮食中居于首位。相对大米而言，小米有助于更好地平稳餐后血糖，提升饱腹感。此外，小米所含的不饱和脂肪酸达到 74.4%，其中的 α - 亚麻酸和亚油酸是人体所需脂肪酸，对于维持人体健康具有重要意义。

在微量元素方面，小米富含铁和有机硒，经常食用小米，对保持身体健康有益。

9. 紫米、糙米

紫米又叫黑糯米，有暖脾胃、补血益气之效，是非常不错的粗粮，通常建议与大米同煮成杂粮饭食用。糙米则是稻谷脱壳后不加工或较少加工得到的全谷粒米，由米糠、胚和胚乳三大部分组成，而我们经常吃到的大米是稻谷除去稻壳、糠层、胚芽剩下的胚乳。所以糙米相较于精致的大米，在维生素含量、矿物质含量和膳食纤维含量方面都更加突出。

10. 莲藕

虽然莲藕是主食，不是蔬菜，但是它富含维生素 C，这一点在主食中是不可多得的。莲藕还富含粗纤维，能够有效地促进肠胃蠕动，是非常不错的粗粮。

除了以上 10 种食物，还有很多食物也属于主食，比如南瓜、荸荠、菱角、栗子等，在这里没有给大家推荐，原因很简单，南瓜容易升高血糖，不太适合减肥者或糖尿病病人经常食用，而南瓜、荸荠、菱角、栗子含淀粉较多，且热量很高，也不适合减肥者经常食用。

之所以花大量的篇幅为大家介绍粗粮，是因为很多人一听说主食，就只能想到米饭、面条、粉、包子、馒头和粥。随着生活条件的改善，很多居民常年不吃粗粮杂粮，导致身体存在很大的微量元素缺口。精细米面因为香口软糯而受人喜爱，但是它的高GI也让很多人望而却步。科学的做法是适可而止，比如运用营养学中提到的1/3原则，即保证在每天吃的主食中，至少有1/3是粗杂粮。

所以无论是否减肥，都应该多吃一些粗粮、杂粮。有一种极端的观点认为，主食是让人发胖的元凶，因此减肥的人绝对不能吃主食。这种观点的误区在于，认为主食只提供能量，不提供营养。但实际上通过我在上文中的介绍大家会发现，其实主食中含有大量有益于人体的微量元素、维生素和纤维素，它们都是对保持身体健康非常有益的。所以，主食可以适当少吃，但是不能不吃，而且应该在饮食中适当增加粗粮和杂粮，否则容易出现微量元素缺乏，损害健康。

当然，粗粮杂粮并不是吃得越多越好，顿顿吃粗粮，而且是纯粗粮，一点细粮都没有的话，对一些肠胃功能比较弱的人来说，反而不利于身体的健康。粗纤维（粗粮）的食物吃得过多，会加重肠胃的负担，延长消化吸收的时间，食物难以被完全消化吸收，就会使其他营养素的利用率降低，进而导致营养不良。所以一般建议粗粮杂粮占主食总体比例的1/3 ～ 1/2就可以了。

此外，因为不同的粗粮含有的微量元素不同，所以最好是多种粗粮混合食用或者交替食用，不要只食用某一种粗粮。科学研究表明，粮食里面的蛋白质，并不是优质蛋白，且吸收率低，如果将多种粗粮一起食用，就可以显著提高蛋白质吸收率，对人体营养是非常好的补充。

营养和蔬果

在减肥过程中，必不可少的一件事就是：多吃蔬菜。蔬菜为什么对减肥这么重要？

1. 通便

蔬菜里面含有大量的水分和膳食纤维，这两者对于保持大便通畅有非常重要的作用。

一方面，膳食纤维体积大，可促进肠蠕动、减少食物在肠道中的停留时间；另一方面，膳食纤维在大肠内经细菌发酵，吸收水分，使大便变软，产生通便作用。在减肥的时候，我们摄入的总热量减少了，一些人可能会因此比平时更容易发生便秘，蔬菜能很好地避免这个问题。

2. 热量低、饱腹感强

蔬菜热量低、饱腹感强，多吃蔬菜可以促使减肥者减少摄入高热量、高脂肪食物。在减肥界，有一种说法是蔬菜可以代替水果，水果不能代替蔬菜。那是因为蔬菜的热量和糖分都很低，是很好的减肥食物，比水果更适合减肥者。蔬菜，尤其是绿叶蔬菜，可以帮助我们增加咀嚼次数，延缓胃的排空速度，增强饱腹感。

3. 控血糖

蔬菜 GI 低，可以减慢餐后血糖的上升速度，平稳餐后数小时之内的血糖波动。这一点同粗粮一样，粗粮比白米更有助于控制血糖的原因是含有丰富的膳食纤维，它们能够缓解肠道对葡萄糖的吸收速度，减缓餐后血糖波动。前面也给大家介绍过了，血糖波动越小，胰岛素曲线越平缓，减脂就越顺利。

4. 抗氧化

蔬菜富含抗氧化物质，比如维生素 C、维生素 E、β - 胡萝卜素，可以帮助减少瘦下来后皮肤皱纹的产生。在我的私人门诊里，有很多病人是经验丰富的减肥者，同样也是高脂、高糖食物的爱好者，她们往往皮肤比较差，存在长痘、暗黄、粗糙、皱纹等皮肤问题，主要原因是高脂高糖食物会刺激机体产生过量的氧自由基。自由基过多就会破坏机体细胞和氧化细胞，导致皱纹和皮肤暗淡等问题。而蔬菜中含有的大量抗氧化物质，可以保护我们的机体细胞不遭受自由基的破坏，从而延缓衰老，减少皱纹的产生。

5. 富含矿物质

蔬菜含有大量的矿物质，比如铁、锌、镁、钙等，对机体新陈代谢很有帮助，尤其是对减肥的人来说，新陈代谢本就比一般人差，蔬菜恰恰可以帮助他们弥补这个缺陷。

《中国居民膳食指南》指出蔬菜中含有丰富的矿物质，是我国居民膳食中矿物质的重要来源，蔬菜中的钙含量并不比牛奶中的钙含量低，比如 100 克芥菜就能满足人体每日所需钙含量的 1/3。

现在很多人为了方便，把蔬菜跟水果一起榨成汁，以为这样既能补充营养、减肥瘦身，又免去咀嚼的工夫，一举两得。殊不知，喝果蔬汁≠吃果蔬。

首先，果蔬汁是液体，即使连喝两杯也不觉得饱，上几趟厕所又饿了，使人容易不知不觉中就喝下很多。

其次，榨汁时水果中的糖分被释放，喝下去以后人的血糖上升得很快。

最后，榨汁时很多维生素会因氧化而被破坏，如果把残渣再过滤掉，那么剩下的几乎就是一杯糖水，营养价值非常低。

虽然可以用破壁机打蔬菜、水果，打下来的渣比较碎可以同汁水一起喝下去，但跟原生态的蔬菜、水果相比，免去了咀嚼的过程，就免去了热量消耗的过程。要知道，吃饭也能消耗热量。所以建议减肥者多吃蔬菜，尽量不榨汁。

我在食谱里主要推荐的蔬菜是黄瓜、西红柿、绿叶蔬菜、毛豆，原因是篇幅有限，写不完那么多。减肥者选蔬菜，只要记住六字方针，包你每天不重样。

①重"鲜"。新鲜的蔬菜就像有生命的植物一样，其水分含量高、营养丰富、味道清新。购买时最好选择新鲜的应季蔬菜，避免购买加工过的蔬菜。

②好"色"。选择颜色比较深的蔬菜，比如深绿色（西蓝花、韭菜、莜麦菜）、红色（西红柿、胡萝卜、红辣椒）、红紫色（茄子、红苋菜、紫甘蓝）的蔬菜。与浅色的蔬菜相比，它们的营养价值更高。

③多"品"。《中国居民膳食指南》建议每天摄入的蔬菜种类应达到 5 种以上。

此外，我制订的减肥食谱中推荐的蔬菜多是非淀粉类蔬菜，其中包括小白菜、上海青、西蓝花、生菜、菠菜、空心菜等绿叶菜，还有胡萝卜、白萝卜、莴笋、大白菜、西葫芦、黄瓜、番茄、冬瓜、菌藻类（香菇、平菇）。

关于蔬菜的摄入量，《中国居民膳食指南（2016）》建议大家保证每天摄入 300 ~ 500 克蔬菜，其中深色蔬菜应该占每天食用蔬菜总量的一半以上。

减肥者在烹制菜肴的过程中切忌重油重盐，重油会增加脂肪的摄入，重盐会加重水和钠储存，这样的做法跟减肥的初衷不符。过去我家里炒菜是怎么炒更有味道就怎么炒，爱往菜里放很多猪油、辣椒和盐，其实这种做法不但容易破坏蔬菜的营养，而且增加了一些不必要的东西。现在我吃蔬菜多采用白灼的方式，保证蔬菜油润鲜美，口味重的人往蔬菜里加一点酱油和少量橄榄油拌一下，就会非常好吃。

最后，一个小小的提醒：脾胃虚寒的人尽量不要生吃蔬菜。

关于水果，其实大多数水果所含的营养素跟蔬菜的营养素差不多，但是水果比蔬菜好吃很多，这是为什么?

因为水果中含有非常多的果糖。因此我常常认为，蔬菜可以多吃，但是水果最好控制在每天半斤以内。水果的选购原则跟蔬菜差不多，对于减肥的人，我建议尽量选择低糖水果，过过嘴瘾就行了。

营养和肉类

我常被粉丝问到的一个问题是："我为了减肥都开始吃素了，怎么还不瘦？"现在确实有很多人谈"肉"色变：一谈肉就想起脂肪，一想到脂肪就想到身上的一堆肥肉，于是说起减肥就吃素，不吃肉。其实这个观念是非常不正确的，减肥的人不但可以吃肉，而且一定要吃肉，因为不吃肉对身体有很大的损伤。

首先，多数肉类含有非常丰富的蛋白质，蛋白质是组成人体一切细胞、组织的重要成分，减肥期间因为控制饮食，人体非常容易流失蛋白质，如果不及时补充足够的蛋白质，就会导致肌肉流失，代谢下降，减肥进入平台期。

其次，吃肉可以补充铁元素。与植物性食物中的铁元素不一样的是，动物性食物中的铁元素通常为血红素铁（亚铁离子），血红素铁更易为人体所吸收，吸收率一般为 15% ~ 40%，而蔬菜中的非血红素吸收率就比较弱，在 2% ~ 20%。

铁是血红蛋白的重要组成部分，血红蛋白是红细胞中的一种蛋白质，它的主要工作就是将氧气输送到身体的所有细胞中，当身体的血红蛋白数量减少到一定程度时，就会出现贫血症状，比如呼吸跟不上而导致的缺氧性头晕、乏力、注意力不集中等，严重的话甚至会出现心力衰竭、休克等状况，所以你会发现生活中的素食者大多有气无力、轻声细语，与其说是受到性格的影响，不如说是身体储铁量少导致的。

在 2017 年发表于《食品科学与营养评论》杂志上的一项研究发现：与非素食者相比，素食者的铁存储量更低。

一项 2009 年的研究发现，植酸会减少膳食中包括铁、锌、镁和钙在内的多种矿物质的吸收，所以即使多吃点蔬菜也补不回来。此外，女性在月经期间的失血症状会引起铁质的大量流失，引起血红蛋白数量减少，所以女性更要多补铁。吃肉是最天然、有效率的补充优质蛋白的方式，而吃红肉则是最天然、有效率的补铁的方式。

关于蛋白质，这里再补充一个很重要的概念。很多植物如麦片、玉米等都含有蛋白质，这种蛋白质属于植物蛋白质，而肉类中所含有的蛋白质，属于动物蛋白质，动物蛋白质多数是优质蛋白质，也叫作完全蛋白质。

完全蛋白质是一种高质量的蛋白质，它所含有的必需氨基酸种类齐全、数量充足、比例合适，乳类、蛋类以及瘦肉和大豆中的蛋白质均属于完全蛋白质，这种蛋白质有维持成年人身体健康，促进儿童正常生长发育的功效。

还有一种蛋白质叫作半完全蛋白质，如米、面粉、土豆、干果中的蛋白质就属于半完全蛋白质，这类蛋白质中所含的必需氨基酸种类不够齐全，数量多少不均，比例也不太合适。食之虽于健康有益，但不够理想。如果在膳食中将半完全蛋白质作为唯一的蛋白质来源，虽可以维持生命，但不能促进生长发育。

玉米、豌豆、肉皮、蹄筋中的蛋白质属于不完全蛋白质，不完全蛋白质中缺少若干种必需氨基酸，更谈不上比例合适。如果膳食中用这类蛋白质作为唯一的蛋白质来源，则既不能维持生命，也不能促进生长发育。

所以，当我们要补充蛋白质的时候，应该优先选择优质的完全蛋白质。

完全蛋白质我以前编了一句顺口溜，叫"鱼虾肉，蛋奶豆"。其中在肉类里，我优先推荐鱼虾和家禽类，这几种肉属于白肉，脂肪含量偏低，而且鱼虾中含有比较多的不饱和脂肪酸，对肥胖者的心血管有一定的保护作用。而牛羊肉和猪肉属于红肉，红肉的含铁量更高，在中医里属于温补类，可以让减肥中的人更有元气和活力，因此通常建议红肉、白肉交替食用，这样做更符合营养均衡的需要。一般一餐大约一拳（120～150克）的量，基础代谢值高的人可以适当增加。

减肥推荐的 10 种肉　推荐 1：虾肉

每百克虾肉：含热量 93 千卡、蛋白质 18.6 克、脂肪 0.8 克、碳水 2.8 克。虾肉的热量非常低，而且蛋白质比较丰富均衡，口感也非常好，所以对于鸡蛋过敏的朋友，我会建议他们用白灼虾来代替。

减肥推荐的 10 种肉　推荐 2：鱼肉

每百克鱼肉（各种）：含热量 88 ~ 155 千卡，蛋白质 13 ~ 20 克，脂肪 0.5 ~ 8 克，碳水 0 ~ 5 克。畜肉的脂肪多为饱和脂肪酸，而鱼肉的脂肪却含有多种不饱和脂肪酸，具有很好的保护血管的作用。所以减肥的人适合经常吃鱼肉，既能避免肥胖，又能防止动脉硬化和冠心病的发生。

广东人素有"一芒二鲳三马鲛"的说法，吃鱼方面，第一选择是芒鱼，也就是巴沙鱼，第二选择是鲳鱼，第三选择是马鲛。这三种海鱼都是典型的高蛋白且富含不饱和脂肪酸的鱼，很适合减肥的人食用。但是在吃鱼的时候，大家一定要注意，鱼腩是鱼身上肥肉最多的地方，应当尽量避开。

减肥推荐的 10 种肉　推荐 3：兔肉

每百克兔肉：含热量 102 千卡、蛋白质 19.7 克、脂肪 2.2 克、碳水 0.9 克。兔肉含有丰富的卵磷脂和蛋白质，同时胆固醇含量较鸡蛋更少，脂肪也少，是减肥者比较理想的肉食。

减肥推荐的 10 种肉 推荐 4：牛肉

每百克牛肉（精瘦部分）：含热量 113 千卡、蛋白质 21.3 克、脂肪 2.5 克、碳水 1.3 克。健身爱好者多对牛肉情有独钟，因为牛肉富含肌氨酸和卡尼汀，能有效补充三磷酸腺苷，支持脂肪新陈代谢，并产生支链氨基酸，从而增长肌肉，增强肌肉力量。同时牛肉富含维生素 B_6，能促进蛋白质的新陈代谢和合成，增强免疫力。对于减肥的朋友，牛肉也可以经常吃。特别是到了减肥后期，减脂增肌越来越难的时候，牛肉所含的天然肌酸能让训练更有力、更持久，提升训练的效果，让身体更苗条、有弹性。

减肥推荐的 10 种肉 推荐 5：驴肉

每百克驴肉（精瘦部分）：含热量 116 千卡、蛋白质 21.5 克、脂肪 3.2 克、碳水 0.4 克。古代人推崇"天上龙肉，地上驴肉"，由此可以看出驴肉口感细腻，味道鲜美，非牛羊肉可比。对于吃腻了猪肉、鸡肉和牛羊肉的减肥者而言，偶尔换换口味也不错，驴肉属于低脂肪、高蛋白的食品，可以放心选择。

减肥推荐的 10 种肉 推荐 6：羊肉

每百克羊肉（精瘦部分）：含热量 118 千卡、蛋白质 20.5 克、脂肪 3.9 克、碳水 0.2 克。从营养学的角度来说，羊肉的蛋白质含量丰富，脂肪中等，适合减肥的人偶尔吃。但从中医角度来说，羊肉属于大热的食物，相对更适合虚胖怕冷的减肥者吃。

减肥推荐的 10 种肉 推荐 7：猪肉

每百克猪肉（精瘦部分）：含热量 143 千卡、蛋白质 20.3 克、脂肪 6.2 克、碳水 1.5 克。虽然热量、脂肪比同类的红肉要高，但是其脂肪经过炖煮后会继续降低，而且猪肉的维生素 B_1 含量是牛肉的 4 倍多，是羊肉和鸡肉的 5 倍多，维生素 B_1 与神经系统的功能关系密切，能缓解产后抑郁症状，消除人体疲劳。适合减肥的人偶尔吃。

减肥推荐的 10 种肉 推荐 8：鸡胸肉

每百克鸡胸肉：含热量 118 千卡、蛋白质 24.6 克、脂肪 1.9 克、碳水 0.6 克。所含有的蛋白质比畜禽类含有的蛋白质多，脂肪含量却很低。吃鸡肉不但能补充优质的蛋白质，提高基础代谢值，增强热量消耗，促进减肥，而且很便宜，适合减肥者长期选用。如果嫌鸡胸肉不好吃，吃去皮的鸡腿肉也可以的。

减肥推荐的 10 种肉 推荐 9：鸭胸肉

每百克鸭胸肉：含热量 90 千卡、蛋白质 15 克、脂肪 1.5 克、碳水 4 克。鸭皮通常含有很多脂肪，而去皮之后的鸭胸肉脂肪含量比较低，所以日常吃鸭肉时要去掉皮，不过鸭胸肉所含的蛋白质不如鸡胸肉丰富。

减肥推荐的 10 种肉 推荐 10：鹅胸肉

每百克鹅胸肉：含热量 120 千卡、蛋白质 23.5 克、脂肪 2.2 克、碳水 0.2 克。鹅肉的皮下脂肪含量跟鸭子差不多，所以食用时也应该去皮，它的蛋白质含量跟鸡胸肉相当，减肥的人可以吃。

营养和炖汤

可以吃肉，但是要少喝肉汤，因为肉汤中脂肪含量非常高。不谈放进肉汤中的油和盐，单单是从肉中渗出的脂肪就已经很可怕了。

我们常常会看见鱼汤、牛肉汤像牛奶般浓稠，站在营养学的角度分析，那些像牛奶一样的东西基本上是"白色脂肪"。至于肉汤那使人回味无穷的鲜香，主要源于炖煮的过程中一些游离的氨基酸等短肽溶解出来跟添加的调味品结合在一起，形成了谷氨酸钠（味精的主要成分）。而且有研究证明，肉汤中的营养成分其实很少，大部分是脂肪和嘌呤，实际的营养可能还不到肉的营养的 1/10。肉中的蛋白质，尤其是鸡肉、猪肉等瘦肉，它们大部分是由肌肉纤维组成的，很难溶解出来。

也就是说精华在肉不在汤，所以喝汤不如吃肉。如果减肥期间实在馋肉汤，可以少量喝一些鸡汤。喝的时候用吸油纸吸掉汤表面漂浮的油层，或者用汤勺撇去汤表面的浮油再喝。

当然，蔬菜汤还是可以喝的。蔬菜汤清淡，能辅助减脂。有研究表明，在饭前30分钟时，喝一小碗清淡的汤，有助于增强饱腹感，控制食欲，从而让人少吸收100～190千卡的热量，对减肥有好处。这对于消化功能比别人强大的减肥者而言是个好消息。但是对本来就胃酸分泌不足的人来说，饭前喝太多汤确实有影响消化的可能，所以胃酸分泌不足的朋友要尽量少喝汤。

无论是什么汤，重要的营养都在"料"上，喝汤别忘了吃"料"。其实未必所有的肉汤都不能喝，在减肥的寒冷冬天，喝一些低脂的汤还是可以帮助大家温暖过冬的，下面我就给大家推荐几道适合减肥人士饮用的汤。

减肥也可以喝的7种鲜美汤品

汤在我们的日常饮食中很常见，但是减肥的人常会被提醒不要喝汤，汤会使人发胖。然而谁又可以做到完全不喝汤呢？尤其是在寒冷的冬天和"嗜汤如命"的广东地区，完全拒绝喝汤很不现实。

在我们所吃的各种食物中，汤是既富于营养又最易消化的一种。美国营养学家的一项调查表明，在6万多个接受营养普查的人中，那些营养良好的人，正是经常喝汤的人。所以，汤一定是可以喝的。

那么，为了规避喝汤发胖的风险，在喝汤的时间和选材上，我们要注意些什么呢？老话说"饭前先喝汤，胜过良药方"。饭前先喝几口汤，将口腔、食道润滑一下，可以防止干硬的食品刺激消化道黏膜，有利于食物稀释和搅拌，促进消化和吸收。更重要的是，饭前喝汤可使胃里的食物充分贴近胃壁，增强饱腹感，从而抑制摄食中枢，降低人的食欲。有研究表明，餐前喝一碗汤，可以让人少吸收 100～190 千卡的热量，而饭后喝汤，容易导致营养过剩脂肪堆积，且饭后喝汤不利于消化，对胃也会造成负担。

一日三餐中，我更推荐在午餐时间喝汤。有研究认为，午餐时喝汤，人体吸收的热量最少，因此，为了防止长胖，不妨选择中午喝汤，而晚餐则不宜喝太多的汤，否则快速吸收的营养堆积在体内，很容易导致体重增加。

接下来，我们再来说说该怎么选择做汤的食材。在选材的时候最好选择低脂肪食物做汤料，换句话说，要防止喝汤长胖，就应当尽量少用老母鸡、肥鸭等高脂肪、高热量的食物作为汤料。即便要用它们作为汤料，也最好在炖汤的过程中通过去皮、焯水等环节将多余的油脂撇出来。瘦肉、鲜鱼、虾米、去皮的鸡或冬瓜、丝瓜、萝卜、魔芋、番茄、紫菜、海带、绿豆芽等，都是很好的低脂肪汤料，不妨多选用一些。另外，煲汤的时间不宜过长。如果是排骨汤、鱼汤之类的，炖汤时间过长会引起蛋白变质。在炖制过程中，脂肪会溶解在热汤中，且肉汤中的嘌呤含量较高，存在嘌呤代谢失常问题的痛风病人和血尿酸浓度增高的患者应该谨慎食用。

下面是我推荐给大家的几款简单易操作的美味汤谱，其中部分食材没有标明重量，大家可以根据自身情况自行调配。

五鲜汤

食材分析：

杏鲍菇：富含维生素，提高免疫能力。

虾仁：低脂、高蛋白，易吸收。

胡萝卜：低卡，含多种维生素。

芹菜：富含纤维素，低卡。

步骤：

1. 食材切丁，芹菜叶切碎，鸡蛋打液。

2. 锅里加水，加胡萝卜、杏鲍菇、虾仁、芹菜，至水开。

3. 水开后，边搅边慢慢倒入蛋液。

4. 起锅前加芹菜叶。

青菜蛋汤

准备食材：

鸡毛菜 150 克、鸡蛋两只、香菜少许、香麻油少许。

食物亮点：低热量、低脂肪，高蛋白。

步骤：

1. 鸡毛菜放油稍稍翻炒两分钟，出锅。

2. 锅里倒入纯净水烧开，倒入蛋液，水开后放入青菜，放盐。

3. 关火后放入香菜，滴少许香麻油。

冬瓜肉片汤

准备食材：瘦肉 50 克、冬瓜 300 克

食材分析：

瘦肉：提供给人体优质的蛋白质、矿物质、维生素和必需氨酸。

冬瓜：利水，消肿，营养丰富，低热量零脂肪，能有效抑制糖类转化为脂肪，对于减肥具有重要意义。

步骤：

1. 将瘦肉切成片放入碗中加入少许生抽、盐、嫩肉粉和水，顺时针搅拌均匀，腌制 5 分钟。

2. 将冬瓜去皮切成薄片，姜蒜切片葱切段备用。

3. 锅烧热放入 10 克玉米油，加入姜蒜炒香并放入冬瓜炒软，加入适量水大火烧开。

4. 放入肉片煮两分钟，再加少量盐和葱花，出锅，非常方便。

杂菌汤

准备食材：

鸡腿菇、蟹味菇、金针菇（也可以加肉，先炒肉）。

食材分析：

金针菇、鸡腿菇、蟹味菇：增强人体免疫力，开胃健脾，健身抗病。

步骤：

1. 热锅加 10 克油，放入葱花和姜，接着加蒜和花椒炒出香味，然后放入两碗热水。

2. 开锅后放入所有菌菇，加适量盐、生抽炖 10 分钟左右出锅，盛入碗内。（喜欢吃醋的浇上两勺醋）美味杂菌汤就做好了。

萝卜海鲜汤

食材分析：

新鲜小虾米：富含蛋白质，味道鲜美。

龙头鱼（晒干后就是龙头烤）：软骨、低脂、高蛋白，味鲜，易吸收。

胡萝卜、白萝卜：低卡，含多种维生素。

步骤：

1. 龙头鱼切段，白萝卜、胡萝卜切丝，切葱花。

2. 白萝卜、胡萝卜冷水入锅，水开加入小虾米、龙头鱼。

3. 一分钟后起锅（喜欢吃醋的，在起锅前加醋），撒上葱花。

备注：龙头鱼可以用带鱼、小梅鱼、海虾等替换，这道汤味道极其鲜美。

紫菜虾皮蛋花汤

紫菜虾皮蛋花汤是一道用料简单、做法简单，且味道鲜美、营养丰富的快手汤羹！

步骤：

1. 准备好紫菜、洗干净的虾皮和搅拌好的鸡蛋液。

2. 在干净的碗里放入 3 克盐、少许白胡椒粉和鸡精备用。

3. 依次把紫菜、虾皮放入烧开的水中煮一分钟，然后放入蛋液，成云状后倒入备好的碗里。

4. 再放入香菜滴上香油，美味的紫菜蛋花汤就做好了！

鸡蛋玉米羹

准备食材：

玉米粒 50 克、鸡蛋 2 个、淀粉 5 克。

食材分析：

玉米：玉米易产生饱腹感，热量又低，是减肥的佳品。常吃玉米有益身体健康。可以健脾益胃，抗衰老，防癌，防动脉硬化等。

鸡蛋：含大量的蛋白质，吸收利用率高，是补充蛋白最佳的选择。

步骤：

1. 汤锅中放入清水烧开，放入玉米粒煮两分钟；鸡蛋轻轻打散，慢慢倒入锅中，边倒边搅锅内热水。

2. 开锅倒入淀粉勾芡即可。时长不超 5 分钟，美味的鸡蛋玉米羹就做好了。

美味的汤品做好了，在享用时建议大家慢慢品尝，喝汤速度越慢越不容易胖。美国营养学家指出，如果延长吃饭的时间，就能充分享受食物的味道，并提前产生已经吃饱的感觉。喝汤也是如此。

03

如何安排自己的
减肥三餐

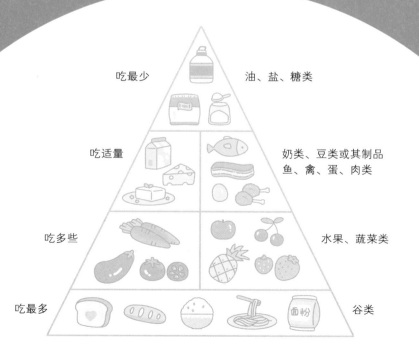

吃最少　　　　　　　　　　　油、盐、糖类

吃适量　　　　　　　　　　　奶类、豆类或其制品
　　　　　　　　　　　　　　鱼、禽、蛋、肉类

吃多些　　　　　　　　　　　水果、蔬菜类

吃最多　　　　　　　　　　　谷类

三餐的安排

在我推荐的食谱里，早餐的搭配是最为丰富的，它要求大家必须有一份液体蛋白质（乳制品或豆制品）、一份固体蛋白质（优选鸡蛋，肉类亦可）和一份粗粮（任意选择，定期轮换），同时建议大家早餐适当食用蔬菜，补充水分、维生素和纤维素。水果可以放在早餐时食用，也可以考虑作为三餐之外的零食，除了水果，同样可以作为零食的还有无糖酸奶和坚果（控制在 25 克以内）。这样的早餐搭配，远远胜过粉、面、包子的传统组合。

从营养学的角度来说，粉、面、包子的组合基本上是碳水化合物，而我推荐给大家的食谱则主打优质蛋白质和优质慢碳水（粗粮），营养结构更合理；从减肥的角度来说，早晨是人体各项激素分泌旺盛的时候，早餐也是人体经历夜间长时间空腹后的第一餐，这时候食用高 GI 的粉、面、包子，很容易让人的血糖快速升高，同时胰岛素也跟着快速升高，人体开始高效合成脂肪而不是代谢脂肪。在这种情况下，人体抑制脂肪分解的时间最长可以达到 4 个小时。

所以，想要减肥的人，早餐一定要以优质蛋白质和优质慢碳水为主，帮助身体把血糖和胰岛素稳定在一个比较和缓的变化区间，这样对减肥是最有益处的。

我自己最常食用的搭配是：

牛奶 250 毫升 + 中等大小的鸡蛋 1 个 + 玉米半根（约 150 克）+ 小番茄 100 克 ≈ 400 千卡热量。此处的玉米可以替换成等量的紫薯或者山药，也可以换成 50 ~ 70 克全麦面包或者杂粮馒头；小番茄可以替换成差不多重量的白菜之类的蔬菜。

一份炒粉或者炒面的热量是 600 ~ 800 千卡，再加上一根烤肠的话，可能热量就达到 1000 千卡，如果吃上这样一份早餐，那么仅仅一餐就差不多吃到了一个人基础代谢的量。还怎么减肥呢？

很多人总是说，自己吃得并不多，怎么就胖了？实际上从上边那个例子就可以看出，大多数人并不真正了解食物的热量情况，他们往往以食物的体积去估算热量的多少，这是非常错误的方法。

合理的早餐搭配，不但可以让人吃得很饱，还能把热量控制好，留下很大的热量空间去给午餐和晚餐，这样，减肥就不是一件痛苦的需要一直饿肚子的事情了。

牛奶、鸡蛋、玉米和小番茄的早餐搭配只是我的一个建议，其实大家还可以有很多其他的选择，比如：

无糖酸奶 200 克＋鸡蛋 1 个＋紫薯 1 个（约 150 克）＋素炒金针菇；

无糖豆浆 250 毫升＋煎蛋 1 个＋全麦面包 50 克＋黄瓜 50 克＋番茄 100 克（后面 4 种食材可以直接做成煎蛋三明治）。

你可以根据自己的情况搭配好自己的早餐，要做到这一点其实并不难。

午餐我认为以"主食＋瘦肉＋蔬菜"为主就可以了，具体选择哪些食材，我在前面的章节中已经有详细的介绍。

在这里我想强调的一点是比例，通常我会告诉来我的门诊的减肥者，日常饮食中要保证主食和肉食的体积比例是 1：1，再加上蔬菜就是 1：1：2，其中肉食一定要是去皮去肥的瘦肉，不能太油腻，蔬菜也不能是猪油炒的。

如果遵循这样的搭配原则，那么饮食结构就不会有太大的问题。

至于晚餐，我在我的蓝色食谱里向大家推荐一些优质蛋白质和蔬菜，没有推荐主食，这是因为考虑到很多人尤其是很多女性有晚上不吃主食的习惯。在黄色食谱里我提供了主食方面的建议，主要是推荐给男性或者是体重基数大的女性，晚餐无主食会影响他们的状态。我建议他们的晚餐主食以粗粮、杂粮为主。在三餐之外的饮食一定要以喝水为主，尤其要戒除零食和饮料，一个人很难一边吃零食一边减肥成功。

当然话说回来，按照基础代谢减肥法的理念，如果能够把每天的饮食总热量控制在基础代谢值左右，适当吃一些零食也是可以的。

在饮食上，还有一些小技巧要跟大家分享：进食的顺序，原则上建议按照汤—菜—肉—饭的顺序来进行，即吃饭前先服用一些比较清淡的汤水。多项研究均证明，这样做有助于控制食量，帮助减肥。然后吃蔬菜和肉，再然后吃米饭。这种饮食顺序有助于控制血糖的快速上涨，让餐后血糖更平稳，对减肥更有利。

另外，在饮食禁忌上面，要注意避免"汤糖躺烫"，具体来说就是忌喝油腻的浓汤，忌吃高糖的食物，忌整天躺着不活动，忌吃太烫的食物，它们容易刺激食欲，加速吸收。这些都是细节，在控制总量的基础上注意这些细节，会更有价值。

女士三餐安排范例

因为女性的基础代谢值多数处于1200～1400千卡之间，所以我跟一位烹饪专家合作，一起出了一个专栏，专门教大家做好吃的营养餐，下面就给大家做一个女性减肥者一周的营养餐示范（示范菜谱中部分食材没有标明重量，可以根据自身情况自行调配）。

周一：

早餐：紫薯150克＋卤牛肉60克＋牛奶200毫升＋生菜100克；

午餐：杂粮彩虹饭；

下午加餐：西柚150克；

晚餐：全麦面包80克＋香煎鸡胸肉80克（其中食用油5克）＋黄瓜100克＋柠檬水300毫升。

杂粮彩虹饭做法很简单，适合带饭上班的人群。

食材：红豆 20 克、大米 30 克、西蓝花 80 克、胡萝卜 60 克、紫薯 80 克、鸡胸肉 100 克、橄榄油 6 克、生姜；

调味品：盐、醋、生抽、蚝油、黑胡椒粉。

烹制方法如下：

1. 取 20 克红豆加水提前浸泡一晚上，泡软后加入 30 克大米共同蒸熟；

2. 把蒸好的红豆米饭放在饭盒内（或碗内）备用；

3. 将鸡胸肉切成小粒，加入少许生抽、料酒、蚝油和姜片搅拌均匀，腌制 5 分钟左右；

4. 将腌制好的鸡肉丁上锅蒸 5 分钟左右，蒸熟后倒出备用；

5. 将紫薯和胡萝卜去皮，切成小粒，将西蓝花瓣成小朵，上锅蒸 3 分钟左右，蒸熟取出备用；

6. 取少量生抽、醋、盐，加 6 克橄榄油，搅拌均匀，做成料汁；

7. 把蒸好的食材依次摆放在红豆米饭上，淋上料汁；

8. 撒上黑胡椒粉，漂亮的彩虹饭就完成了。

周二：

早餐：全麦面包 80 克 + 煎鸡胸肉 + 煎芦笋（共用油 9 克）+ 鸡蛋 60 克；

午餐：牛肉西蓝花杂蔬炒饭；

晚餐：全麦蔬菜羹。

牛肉西蓝花杂蔬炒饭，也是带饭一族的优选。

食材：大米 40 克、燕麦米 30 克、瘦牛肉 100 克、西蓝花 80 克、胡萝卜 100 克、食用油 8 克、生姜少许；

调味品：料酒、生抽、蚝油、盐、黑胡椒粉。

烹制方法如下：

1. 取燕麦米 30 克，加水提前浸泡一晚上；

2. 将浸泡好的燕麦米和 40 克大米同蒸（做法和蒸米饭一样）；

3. 蒸熟后取出放凉，备用；

4. 将牛肉切成小粒，加入姜末、生抽、料酒、蚝油，搅拌均匀腌制 10 分钟左右；

5. 将胡萝卜切成小粒，西蓝花瓣成小朵，备用；

6. 锅内倒 8 克食用油，烧至三成热，放入牛肉粒翻炒，炒至变色后，加入少许水焖煮 2 分钟左右；

7. 再加入西蓝花和胡萝卜用中小火翻炒；

8. 等水分快炒干时，倒入准备好的米饭；

9. 加少许盐，翻炒均匀；

10. 撒上少许黑胡椒粉即可出锅；

11. 把炒饭盛在碗中，上面盖一个盘，再把碗扣过来，取掉碗，米饭就会呈漂亮的半球形。

全麦蔬菜羹作为冬日晚餐，暖胃又暖心。

食材：全麦面粉 40 克、豆腐 60 克、冬瓜 100 克、胡萝卜 80克、鸡蛋 60 克；

调味品：盐、生抽、蚝油。

烹制方法如下：

1. 将冬瓜、豆腐、胡萝卜切成小条备用；

2. 往全麦面粉上滴若干滴水，然后将面粉搅拌成疙瘩状；

3. 锅内烧开水，加入冬瓜、豆腐、胡萝卜同煮 2 分钟左右；

4. 倒入调好的面疙瘩，并快速搅散；

5. 煮 1 分钟之后，淋入鸡蛋液；

6. 加少许盐、生抽、蚝油搅拌均匀，关火盛出。

周三：

　　早餐：肉包 70 克（1 个）+ 茶叶蛋 60 克（约 1 个）+ 无糖豆浆 300 毫升 + 黄瓜 100 克；

　　午餐：米饭 100 克 + 炒土豆丝 150 克 + 清蒸鱼 130 克 + 清炒小白菜 200 克；

　　晚餐：花生黑米粥 + 凉拌胡萝卜丝 + 鸡胸肉。

按照这份食谱进食，操作很简单，早餐完全可以在外购买，因为土豆丝和米饭都属于淀粉类食物，午餐热量稍高，其实这里的米饭可以根据个人的情况选择不吃或者象征性吃一小口。如果是在食堂吃午饭，建议大家给蔬菜过一下水。

周四：

　　早餐：无糖豆浆 250 毫升 + 杂粮馒头 / 全麦面包 70 克 + 空心菜 100 克 + 水煮蛋 1 个；

　　午餐：黑米饭 + 酸辣鸡肉茄丁 + 虾仁拌西葫芦；

　　晚餐：红薯 180 克 + 清炒时蔬 150 克 + 虾 100 克 + 食用油 8 克。

　　酸辣鸡肉茄丁的做法跟宫保鸡丁做法有点像，但是一定要注意，多用食醋和蚝油、生抽等来调味，少放油。

　　国外多项研究，包括哈佛大学的研究都认为，适当多吃醋对减肥有好处。如果在食堂用餐，要记得给菜过水。

周五：

　　早餐：板栗南瓜 150 克 + 全脂牛奶 200 毫升 + 水煮鸡蛋 60 克 + 圣女果 150 克；

　　午餐：燕麦米饭 + 鲜虾丝瓜汤 + 杏鲍菇芦笋炒牛排；

　　下午加餐：葡萄 150 克（一般不建议吃太甜的水果，这里就算是为让大家解馋吧）；

　　晚餐：全麦面包 + 鲜虾蔬菜汤。

需要注意的是，板栗南瓜的热量是普通南瓜的 4 倍左右，所以可以考虑将板栗南瓜替换成山药，能够补益中气。

这里推荐的两款汤都是低热量的汤品，而且味道鲜美，大家也可以做给家人吃，非常健康美味。

周六：

　　早餐：虾仁土豆沙拉 + 全脂牛奶 200 毫升；

　　午餐：洋葱牛肉螺旋面；

　　晚餐：菜花茄汁虾 + 蒸土豆 100 克。

洋葱牛肉螺旋面烹制方法如下：

1. 将瘦牛肉 100 克切小块，加生抽、料酒、蚝油、姜片腌制 10 分钟；

2. 将意大利螺旋面 70 克（干）煮熟，过凉水备用；

3. 锅内倒入油烧至三成热，放入牛肉块翻炒至变色，沿锅边淋入料酒，再加少许生抽、蚝油、小半碗水，焖煮 3 分钟，把牛肉煮熟煮软；

4. 洋葱 80 克、芦笋 60 克，切小粒，加入锅中，与牛肉一起翻炒 2 分钟左右；

5. 把锅里的牛肉羹淋在意大利螺旋面上，撒上黑胡椒粉。

周日：

给自己的胃一点赏赐，喝点粥，吃个煎蛋吧。

> 早餐：鸡丝麦片粥＋红薯 100 克＋荷包蛋 1 个＋圣
> 女果 150 克；
>
> 午餐：黑米饭＋牛肉彩椒炒芹菜＋苦瓜虾仁；
>
> 下午加餐：桃子 150 克；
>
> 晚餐：小米山药粥＋虾仁炒卷心菜。

鸡丝麦片粥烹制方法如下：

1. 将鸡胸肉 60 克下入冷水锅中，加料酒、姜片，水开后煮
3 分钟左右捞出，放凉后手撕成细丝；

2. 将 30 克原味燕麦片用热水冲泡开，加入鸡丝，加少许盐，
搅拌均匀即可。

好简单！

烹制时注意控制食用油用量，大家一定要谨记一点：如果是
一个人吃饭，那么一顿正餐所有菜里的食用油的含量不能超过 10
克（一陶瓷调羹的量）。

男士三餐安排范例

与女士相比，男士显然拥有更高的基础代谢值，这就意味着在使用基础代谢减肥法的时候，男性减肥者可以比女性减肥者吃得多，且哪怕吃更多的食物，他们也能够更快地减肥。接下来给大家做一个男性减肥者一周的营养餐示范，这份菜谱每日的热量摄入大约是 1600 千卡（菜谱中部分食材没有标明重量，可以根据自身情况自行调配）。

周一：

　　早餐：虾仁鸡蛋沙拉 + 全麦面包 80 克 + 牛奶 200 毫升；

　　午餐：红豆大米饭（红豆、大米各 40 克）+ 鸡胸肉 150 克 + 西红柿炒鸡蛋（西红柿 200 克、鸡蛋 2 个、油 5 克）；

　　下午加餐：中等大小的苹果 1 个；

　　晚餐：蒸土豆 150 克 + 芹菜炒牛肉（牛肉 100 克、芹菜 150 克、油 8 克）。

周二：

　　早餐：无糖豆浆 300 毫升 + 茶叶蛋 120 克（2 个）+ 菜包 160 克（2 个）；

　　加餐：圣女果 180 克；

　　午餐：米饭 150 克 + 土豆丝 120 克 + 丝瓜毛豆 200 克 + 白灼虾 200 克；

　　晚餐：清煎牛排 150 克 + 蔬菜沙拉 250 克 + 海鲜面（或意大利面）150 克。

周三：

　　早餐：虾仁秋葵沙拉（虾仁 80 克、秋葵 100 克、鸡蛋 1 个）+ 全麦面包 60 克 + 牛奶 200 毫升；

　　午餐：藜麦红薯饭（藜麦 60 克、红薯 100 克）+ 清蒸鲈鱼（一条 1.2 斤左右的鲈鱼，净重约 220 克）+ 手撕茄子（茄子 250 克、青椒 50 克、食用油 8 克）；

　　晚餐：杂粮粥 300 克（原材料约 60 克）+ 拌三丁（卤牛肉 150 克、洋葱 150 克、苦瓜 120 克）。

周四：

　　早餐：无糖豆浆 300 毫升 + 酸奶 200 克 + 酸奶拌南瓜；

　　午餐：牛奶蘑菇意大利面（干意大利面 80 克、牛肉 120 克、番茄 150 克、洋葱 50 克、海鲜菇 80 克、玉米油 10 克）；

下午加餐：火龙果 150 克；

晚餐：鸡肉煎芦笋 + 全麦面包 80 克。

周五：

早餐：蒸红薯 250 克 + 无糖豆浆 300 毫升 + 盐水毛豆 180 克 + 鸡蛋 1 个（60 克）；

午餐：糙米饭（糙米 40 克、大米 40 克）+ 彩椒牛肉（瘦牛肉 150 克、红绿两色彩椒共 150 克、食用油 8 克）+ 清炒西葫芦（西葫芦 150 克、菜椒 30 克、食用油 5 克）；

晚餐：绿豆红枣银耳汤（干银耳 8 克、红枣 10 克、绿豆 30 克）+ 卤牛肉拌生菜（卤牛肉 130 克、生菜 150 克）+ 全麦面包 2 片。

周六：

早餐：红薯 220 克 + 鸡胸肉 100 克 + 炒空心菜 200 克 + 牛奶 200 毫升；

午餐：黑米饭（黑米、大米各 40 克）+ 芹菜香干拌虾仁（虾仁 80 克、芹菜 80 克、豆腐干 60 克）+ 杏鲍菇炒肉丝（猪里脊肉 80 克、杏鲍菇 150 克、彩椒 50

克、玉米油 5 克）；

　　晚餐：杂粮粥 350 克 + 卤牛肉时蔬拌鸡蛋（卤牛肉 80 克、芦笋 100 克、西蓝花 100 克、鸡蛋 1 个）；

　　加餐：圣女果 250 克。

周日：

　　早餐：燕麦虾仁鸡蛋沙拉（燕麦米 60 克、鸡蛋 60 克、虾仁 120 克、生菜 150 克）+ 牛奶；

　　上午加餐：苹果 150 克；

　　午餐：糙米饭（糙米 40 克、大米 40 克）+ 香菇豆腐炖鸡肉 + 白灼西蓝花；

　　晚餐：麦片红薯羹（生麦片 30 克、红薯 100 克）+ 鸡丝卷心菜。

　　此外，需要再次强调的一点是，很多人觉得称重很困难，但是一件事情如果让你觉得做起来困难，那可能是一件对你好的事。

04

第四章

如何提高基础代谢

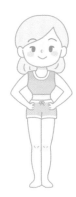

基础代谢
高的人

脂肪

肌肉

其他

基础代谢
低的人

脂肪

肌肉

其他

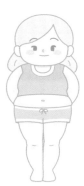

基础代谢的影响因素

　　了解基础代谢减肥法之后，很多人会问这样一个问题，那就是如何提高自己的基础代谢值。

　　因为基础代谢占每日热量总消耗的 70%，当 70% 的绝对值越大时，必然意味着 30% 热量缺口的绝对值也跟着变大，也就是说基础代谢值越大，减肥速度越快。但是基础代谢不是想提升就能提升的，尤其是对于女士们来说更是如此。国外有研究机构认为，女性通过运动提高基础代谢的比例为 0。但是这并不意味着你的基础代谢完全无法被改变，在这里我们必须区分两个概念：标准基础代谢值和实际基础代谢值。

　　正常来讲，我们每个人由于各自的年龄身高体重不同，会有一个与自身情况相匹配的基础代谢值，这就是标准基础代谢值，但是很多人因为受到节食、熬夜等各种因素的影响，其基础代谢值往往不能达到标准水平（当然也存在高于标准水平的人），这个是他们的实际基础代谢值。对于一个需要减肥的人来说，他的实际基础代谢值往往低于标准基础代谢值。如果大家感觉上面那段话理解起来有点难，那么我来做个简单的类比。

就好比，一个大学生在毕业 5 年之后，本来应该要累积到 15 万的财富，这 15 万元是他的标准财富值，但是实际情况是出于某些原因，比如工作不够努力、创业失败等，他在毕业 5 年之后，只累积到 12 万元的财富，这 12 万元就是他的实际财富值，他的实际财富值低于他的标准财富值。同理，对于大多数人来说，他们的实际基础代谢值是低于他们的标准基础代谢值的，对于他们而言，现实而合理的做法，是通过努力让自己的实际基础代谢水平达到标准基础代谢值，我将这个过程称为恢复基础代谢。

如果你想要恢复自己的基础代谢，首先，你必须知道影响基础代谢水平的因素。

影响基础代谢水平的因素有：身高、体重、年龄、性别、体表面积和体形、肌肉含量、人体状态、温度变化、外界环境、心理活动等。

身高：相对而言，身高越高，基础代谢值就越大，因为身体为了维持生存所需，要消耗更多的热量。

体重：与身高的作用同理，体重越大，基础代谢值也越大。

年龄：人在婴幼儿时期生长发育速度非常快，基础代谢旺盛，随着年龄增长，基础代谢值逐年下降。成年后，基础代谢率每隔 10 年约下降 2%。

性别：即使是在相同年龄、身高、体重的情况下，女性的基础代谢值仍然明显低于男性。

体表面积和体形：体表面积越大，基础代谢值越大，因为向外界环境散热较快。

肌肉含量：在身高、体重、性别、年龄均相同的情况下，肌肉含量越大，基础代谢值越大，因为肌肉即使是在平静状态下，每天每公斤大约也要消耗 40 千卡的热量。

人体状态：在怀孕、哺乳期等状态下，人的基础代谢速度是明显提高的，还有一些疾病会让人的基础代谢更加旺盛，比如甲亢，而患有甲减的人的基础代谢值就相对偏低。当一个人处于肾上腺素分泌旺盛的时候，比如害怕、紧张等状态下，基础代谢也会更加旺盛。

温度变化：一个很常见的情况，比如人在发烧的时候，基础代谢是非常旺盛的。

外界环境：当气温在 20 ~ 25 摄氏度的时候，人体感觉舒适，基础代谢速度下降；当气温很低或者很高的时候，人体需要调整自身状态去适应环境，因此基础代谢速度会提高。

心理活动：心理学家认为，大量的心理活动或者说大脑飞速运转的时候，人的代谢是更加旺盛的。

总体来说，一个个体，在某一个时期内如果没有出现患病或者怀孕等情况，其基础代谢是相对比较稳定的，且很难在短时间内发生变化。这个时候，如果想要在短时间内提高自己的代谢速度，唯一的方法就是增加体重或者体表面积，但是这跟减肥的初衷是相悖的。

所以，如果想要让自己的基础代谢值高一些，就应该去了解一下，有哪些因素降低了自己的代谢速度，然后努力去除这些因素，让自己的基础代谢得到恢复。

破坏基础代谢的 10 大杀手

1. 睡眠不足

睡眠时段是身体的蓄能时段。《旧金山纪事报》曾报道，未能拥有适当时长的睡眠者，会在代谢障碍的路上越走越远。因为，睡眠不足会导致饥饿素和瘦素分泌紊乱，导致人在正常进食后仍然感到饥饿。除此之外，睡眠不足还会降低胰岛素敏感性，并存在进一步诱发糖尿病的可能。

因此，我建议大家每天保证 7 ~ 8 小时睡眠。睡眠过少会引起代谢紊乱，过多则会导致长胖。

2. 饮水不足

充足的水分不但能让人保持清醒，提高工作效率，还能让人保证代谢活性。当一个人仅轻微脱水时，他的代谢率就会下降3%。

所以，忙碌的你，不要忘记时时提醒自己喝水。除去青菜、水果、汤汁里的水分，人每天还需要摄入1000 ~ 1200毫升的水。

3. 忽视力量训练

尽管跑步能提高心肺功能，但仅仅跑步是不够的，还需要增加力量训练。它能够帮助减肥者提高代谢速度，让他的身体在不运动的时候也能燃脂。

介绍一下力量训练中著名的停息训练。

具体操作步骤是，假如你在举哑铃，那尝试去举你能举起来的最重的那个哑铃。

a. 以 6 次为一组，先做一组训练；

b. 休息 20 秒后再做一组；

c. 再休息 20 秒，然后能举多少次就举多少次；

d. 休息 2 分钟。

重复 a → b → c → d 四个步骤。

注：操作前一定要注意热身，或在专业人员指导下进行。

4. 缺乏蛋白质

蛋白质是增长肌肉的基础。如果你准备去健身房，那么健身之前，你应该摄入足够的蛋白质，这会帮助你更好地完成身体修复，并变得更加强壮。

相比于脂肪和碳水化合物，身体在消化蛋白质的时候，需要更多的热量。每消化 100 千卡蛋白质，身体就要消耗 25 ~ 30 千卡的热量。

5. 缺少户外活动

放弃做宅男宅女吧！科学研究表明，晒太阳不仅能够补充维生素 D，还能够提高代谢速度，因为光照能帮助皮肤释放一氧化碳。

爱丁堡大学和南安普顿大学的研究者在实验中发现，让小白鼠们多晒一晒太阳，释放部分一氧化碳，可以提高它们消化食物和处理糖分的能力，也有助于降低血压。

6. 从不喝咖啡

最新的研究显示，咖啡因和儿茶素（绿茶中也有）能够提高代谢。所以，为了减肥而戒咖啡的人不用再忍受煎熬啦！

以下提供咖啡品种和热量表：

咖啡热量表（200ml）	
黑咖啡	5 kcal
美式咖啡	20 kcal
摩卡	365 kcal
拿铁	225 kcal
星巴克星冰乐	240 kcal

7. 冬天穿太多

2014 年有项以小白鼠为研究对象的实验发现，暴露在冬天寒冷的环境中，会让身体消耗更多热量（寒冷刺激会让部分白色脂

也是非常优质的动物蛋白质。典型的优质植物蛋白质就是大豆蛋白。如果蛋白质不足，适当食用乳清蛋白粉当然是可以的。虽然我们鼓励大家从食物中获取蛋白质，但是毕竟胃口有限。用蛋白粉作为补充替代要稍微方便一些。

3. 不要熬夜

熬夜的危害，大家已经听过一万遍了。在上一节中说到睡眠不足是破坏基础代谢的一大杀手，其实除了睡眠时长，入睡时间也很重要，我建议大家尽量早睡，最晚不要超过晚上 11 点。

4. 抗阻力训练

如果没有做到上面三点，那么进行抗阻力训练的功效不大，而且容易受伤和懈怠。所以，大家一定要以上面三点为基础。

抗阻力训练的种类有很多，俯卧撑、深蹲和哑铃、核心力量训练以及上文提到的停息训练等都属于抗阻力训练，大多数抗阻力训练不太受到场地和气候的限制，所以是目前最常被推荐的提高代谢的运动。

进行抗阻力训练需要注意两点：a. 要有足够的蛋白质作为支撑；b. 注意做好训练前热身和训练后拉伸。

5. 体质调节

很多代谢差的人，会发现自己浑身软绵绵的，没劲，随便动一动就喘，就累。从中医角度分析，有可能是患了肺脾气虚症。气虚的人，少动懒言，精神不振。经过适当的调整之后，你会觉得身体轻松，精力充沛，这其实也是代谢提高的一种表现。不过，这种改变，不会体现在体脂秤的数字上。

当然，肺脾气虚只是我举的一个简单例子。人的体质复杂多变，肝郁气滞、痰湿内蕴、阳虚寒凝等，都可能会影响人的代谢，所以适当地调理体质，或许对减肥有帮助。不过体质对肥胖的影响，没有大家想象的那么大。减肥的核心，永远是"管住嘴迈开腿"。

减肥会降低基础代谢

在减肥的过程中，我们都希望实际基础代谢值能够越来越高，越来越接近标准基础代谢值，这样就能够持续保持减肥的高效，而且越来越高效。不幸的是，这是不可能实现的。

因为随着减肥越来越深入，减肥者的体重和体表面积会越来越小，随之而来的变化是基础代谢值也在降低。而且，我们很难保证不减掉一丁点儿的肌肉，所以，随着肌肉的减少，减肥者的基础代谢值也会降低。更不幸的一点是，即使完全没有减掉任何肌肉，所减的都是脂肪，基础代谢值也会下降，所以，想要在减肥的同时完全不降低基础代谢，唯一的办法就是增加身体里肌肉的含量——而且要增加得足够多。这是需要付出大量努力的。

在我的几百万粉丝当中，也只有少数人能做到，其中一位就是我在第二章第一节提到的 80 天才瘦了 8 斤的那位粉丝：

数据对比		基础代谢 1283.0千卡	不达标	基础代谢 1265.0千卡	不达标
2020/11/23	**2020/09/02**	体水分 45.8%	标准	体水分 42.2%	偏低
体重 63.4公斤	中度偏胖	体重 67.4公斤	严重偏胖		
		骨骼肌率 38.9%	偏低	骨骼肌率 35.8%	偏低
BMI 24.2	标准	BMI 25.7	偏胖		
		骨量 2.5公斤	标准	骨量 2.5公斤	标准
体脂率 33.3%	偏高	体脂率 38.5%	严重偏高		
		蛋白质 15.3%	标准	蛋白质 13.7%	偏低
内脏脂肪 7级	标准	内脏脂肪 8级	标准		
皮下脂肪率 30.6%	偏高	皮下脂肪率 35.4%	偏高	体年龄 35岁	体年龄 38岁

虽然这位粉丝的体重只下降了 4 公斤，但是体脂率下降了5%，骨骼肌率提高了 3%，因此基础代谢值反而上升了。当然，大家不必太过在意减肥过程中基础代谢的下降，通常来说，只要大家严格执行基础代谢减肥法，尽管实际基础代谢值稍有下降，仍然在不断接近标准基础代谢值。

执行基础代谢减肥法时的三餐安排之极简教学

在上一章我给大家分别做了女性减肥者和男性减肥者一周的营养餐示范，但是考虑到准备食材的过程中需要使用食物秤，比较麻烦，在这里我想给大家提供一点便利来帮助大家更好地准备食物，让基础代谢减肥法的执行变得更加简单。我请我的助手们拍摄了一组照片，里面详细记录了常见食物的热量和营养含量，并且摆放了卡片作为参照，帮助大家对食物的分量建立起更清晰的概念。

接下来，我用一个案例给大家展示一下，这些图片该如何使用。

假设我的粉丝紫萱想要减肥，她的基础代谢值为 1200 千卡，那么就意味着她每天需要摄入的热量为 1200 千卡，将这些热量平均分配到三餐，则每餐的热量为 400 千卡。

按照食谱的建议，早餐的搭配是：牛奶 / 豆浆 + 鸡蛋 + 粗粮。牛奶可以选择 250 毫升的全脂牛奶，热量约为 160 千卡，鸡蛋则选用普通大小的鸡蛋，约 60 克，热量大约是 75 千卡，剩下的 165 千卡留给粗粮，以下几张图片中的食物的热量都是 100千卡，大家可以根据自己的喜好，选择约 1.5 份下图中数种粗粮之一。

50 克青豆

热量：398 千卡 /100 克

蛋白质：34.5 克 /100 克

脂肪：16 克 /100 克

碳水化合物：35.4 克 /100 克

39 克玉米粒

热量：112 千卡 /100 克

蛋白质：4 克 /100 克

脂肪：1.2 克 /100 克

碳水化合物：22.8 克 /100 克

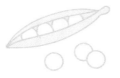
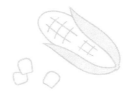

41 克全麦面包

热量：254 千卡 /100 克 蛋白质：12.3 克 /100 克

脂肪：3.55 克 /100 克 碳水化合物：43.1 克 /100 克

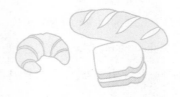

111 克红薯

热量：86 千卡 /100 克 蛋白质：1.57 克 /100 克

脂肪：0.1 克 /100 克 碳水化合物：20.12 克 /100 克

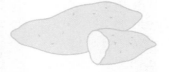

30 克燕麦片

热量：338 千卡 /100 克　　蛋白质：10.1 克 /100 克

脂肪：0.2 克 /100 克　　碳水化合物：77.4 克 /100 克

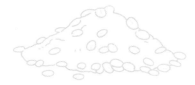

123 克马铃薯

热量：81 千卡 /100 克　　蛋白质：2.6 克 /100 克

脂肪：0.2 克 /100 克　　碳水化合物：17.8 克 /100 克

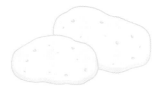

435 克南瓜

热量：23 千卡 /100 克   蛋白质：0.7 克 /100 克

脂肪：0.1 克 /100 克   碳水化合物：5.3 克 /100 克

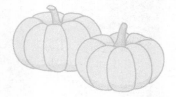

180 克铁棍山药

热量：55 千卡 /100 克   蛋白质：0.9 克 /100 克

脂肪：0.1 克 /100 克   碳水化合物：13.4 克 /100 克

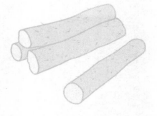

110 克贝贝南瓜

热量：91 千卡 /100 克　　　蛋白质：1.9 克 /100 克

脂肪：0.3 克 /100 克　　　碳水化合物：20.6 克 /100 克

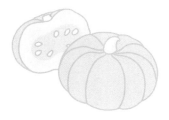

请注意上图，不同的南瓜，热量不同，贝贝南瓜的热量大约是普通南瓜的 4 倍。另外，南瓜本身的 GI 值比较高，通常不建议在早餐时食用。煮杂粮粥的话，按照下面第一张图，取 30 克杂粮伴侣，再加入 15 克白米或者小米又或者糯米即可。

相信我，虽然总热量仅 400 千卡，但是鸡蛋、牛奶、杂粮粥的组合一定会让你饱腹感"爆棚"。

当然，早餐中的牛奶，也可以用酸奶代替，但是请注意，一定要用无糖酸奶。因为目前市面上的酸奶，多数会加入大量的糖，让人更容易发胖。无糖酸奶口味偏酸，刚开始喝不习惯的朋友可能会觉得比较难接受，习惯了之后，就会觉得原汁原味的酸奶真的很不错。

30 克谷物杂粮伴侣

热量：349.98 千卡 /100 克　　蛋白质：10.3 克 /100 克

脂肪：1.7 克 /100 克　　碳水化合物：72.2 克 /100 克

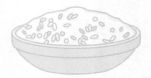

28.9 克大米

热量：346 千卡 /100 克　　蛋白质：7.9 克 /100 克

脂肪：0.9 克 /100 克　　碳水化合物：77.2 克 /100 克

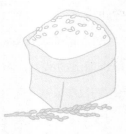

28 克小米

热量：361 千卡 /100 克　　蛋白质：9 克 /100 克

脂肪：3.1 克 /100 克　　碳水化合物：75.1 克 /100 克

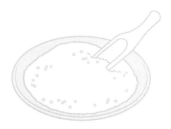

28 克泰国糯米

热量：352 千卡 /100 克　　蛋白质：7.9 克 /100 克

脂肪：1.1 克 /100 克　　碳水化合物：78 克 /100 克

18 克开心果

热量：631 千卡 /100 克　　蛋白质：20.6 克 /100 克

脂肪：53 克 /100 克　　　碳水化合物：21.9 克 /100 克

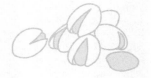

14.5 克碧根果

热量：691 千卡 /100 克　　蛋白质：9.17 克 /100 克

脂肪：71.97 克 /100 克　　碳水化合物：13.86 克 /100 克

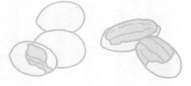

17.1 克南瓜子

热量：582 千卡 /100 克　　　蛋白质：36 克 /100 克

脂肪：46.1 克 /100 克　　　碳水化合物：7.9 克 /100 克

16 克三只松鼠原味松子

热量：619.26 千卡 /100 克　　蛋白质：14.1 克 /100 克

脂肪：58.5 克 /100 克　　　碳水化合物：9 克 /100 克

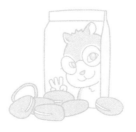

17 克杏仁

热量：578 千卡 /100 克　　　蛋白质：22.5 克 /100 克

脂肪：45.4 克 /100 克　　　碳水化合物：23.9 克 /100 克

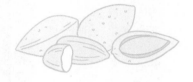

15.5 克核桃

热量：646 千卡 /100 克　　　蛋白质：14.9 克 /100 克

脂肪：58.8 克 /100 克　　　碳水化合物：19.1 克 /100 克

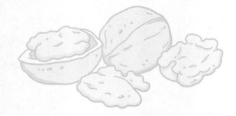

有个小方法可以帮助大家尽快适应无糖酸奶的口味，那就是往无糖酸奶中适当加入一些坚果，这样就会变得美味起来。一盒无糖酸奶的热量大约是 120 千卡，因此可以加入 40 ～ 50 千卡热量的坚果，以上坚果任君选择。

如果大家想在早餐吃点蔬菜，也是可以的，蔬菜一般热量都不太高，吃个 100 克不影响减肥效果。

午餐是很多人头痛的一餐，因为通常都是通过外食或者点外卖解决，这种情况下无法给食材称重，也难以保证营养的搭配。那么在这里我给大家一些简单的建议。我不建议大家午餐时喝汤，我认为好的午餐的构成主要分为三个部分：主食、肉类、蔬菜，一餐的总热量也是 400 千卡。有些人可能会倾向于午餐多吃一些，晚餐少吃一些，那么也可以将午餐的热量提高到 500 千卡。

主食部分：可以选择吃米饭或者杂粮饭，一般 85 克左右的热量是 100 千卡，大家可以吃 100 ～ 150 千卡，也就是下图所示的 1 份或者 1.5 份。如果特别爱吃主食，吃到 200 千卡也可以，也就是 170 克。

86 克米饭

热量：116 千卡 /100 克　　蛋白质：2.6 克 /100 克

脂肪：0.3 克 /100 克　　碳水化合物：25.9 克 /100 克

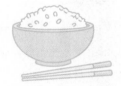

85 克杂粮饭

热量：126.42 千卡 /100 克　　蛋白质：4.17 克 /100 克

脂肪：0.55 克 /100 克　　碳水化合物：26.73 克 /100 克

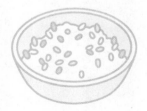

也有一些人比较喜欢吃面食类的食物，那么可以考虑选择：

45 克馒头

热量：223 千卡 /100 克　　　蛋白质：7 克 /100 克

脂肪：1.1 克 /100 克　　　　碳水化合物：47 克 /100 克

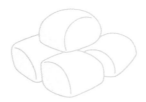

91 克煮面条

热量：107 千卡 /100 克　　　蛋白质：3.9 克 /100 克

脂肪：0.4 克 /100 克　　　　碳水化合物：22.8 克 /100 克

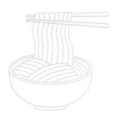

58 克玉米窝头

热量：233.33 千卡 /100 克　　蛋白质：5.67 克 /100 克

脂肪：1 克 /100 克　碳水化合物：52.27 克 /100 克

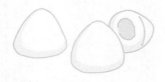

以下几种主食是我们不建议大家选择的，大家可以看看它们的热量有多高，这么一点点热量就高达 100 千卡。

32 克黑芝麻汤圆

热量：311 千卡 /100 克　　蛋白质：4.4 克 /100 克

脂肪：13.8 克 /100 克　　碳水化合物：46.2 克 /100 克

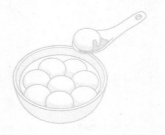

46 克豆沙青团

热量：218.62 千卡 /100 克　　蛋白质：4.99 克 /100 克

脂肪：1.64 克 /100 克　　碳水化合物：46.84 克 /100 克

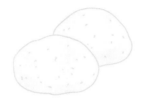

25.7 克油条

热量：388 千卡 /100 克　　蛋白质：6.9 克 /100 克

脂肪：17.6 克 /100 克　　碳水化合物：51 克 /100 克

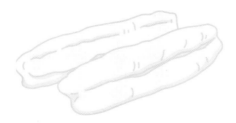

30 克蒸蛋糕

热量：420.17 千卡 /100 克   蛋白质：7 克 /100 克

脂肪：21.4 克 /100 克   碳水化合物：49.8 克 /100 克

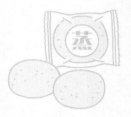

接下来是肉类，其实纯瘦肉的热量并不是很高。可怕的是肥肉和五花肉，或者在做肉菜的时候加了很多油——这实在是没有必要，因为大部分肉类已经自带脂肪了。

72 克三文鱼

热量：139 千卡 /100 克   蛋白质：17.2 克 /100 克

脂肪：7.8 克 /100 克   碳水化合物：0 克 /100 克

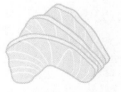

75 克鸡胸肉

热量：118 千卡 /100 克　　蛋白质：24.6 克 /100 克

脂肪：1.9 克 /100 克　　碳水化合物：0.6 克 /100 克

85 克香煎小牛排

热量：221.68 千卡 /100 克　　蛋白质：8.85 克 /100 克

脂肪：17.78 克 /100 克　　碳水化合物：6.35 克 /100 克

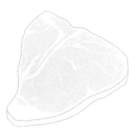

124 克肉丝炒四季豆

热量：92.66 千卡 /100 克　　蛋白质：7.97 克 /100 克

脂肪：3.82 克 /100 克　　碳水化合物：7.91 克 /100 克

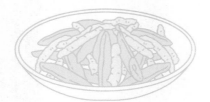

93 克干蒸鲤鱼

热量：107.36 千卡 /100 克　　蛋白质：14.15 克 /100 克

脂肪：4.33 克 /100 克　　碳水化合物：3.16 克 /100 克

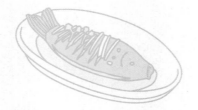

125 克甘蓝炒肉

热量：83.1 千卡 /100 克　　蛋白质：7.44 克 /100 克
脂肪：3.76 克 /100 克　　碳水化合物：5.22 克 /100 克

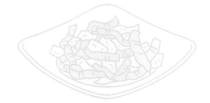

208 克虾仁（红）

热量：48 千卡 /100 克　　蛋白质：10.4 克 /100 克
脂肪：0.7 克 /100 克　　碳水化合物：0 克 /100 克

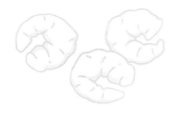

205 克芹菜炒牛肉

热量：75.43 千卡 /100 克　　蛋白质：7.26 克 /100 克

脂肪：4 克 /100 克　　　　　碳水化合物：2.86 克 /100 克

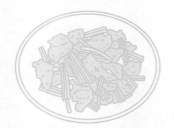

60 克卤牛肉

热量：146.13 千卡 /100 克　　蛋白质：18.52 克 /100 克

脂肪：6.47 克 /100 克　　　　碳水化合物：3.86 克 /100 克

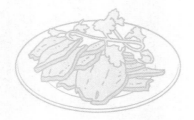

56 克煎银鳕鱼

热量：180.76 千卡 /100 克　　蛋白质：16.32 克 /100 克

脂肪：10.96 克 /100 克　　碳水化合物：4.32 克 /100 克

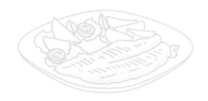

以上是一些常用的肉类食材，一份的热量是 100 千卡，如果吃 2 份也就是 200 千卡热量，就已经能够满足多数人的需求了。不管选择什么肉，大家一定要记得三个原则：

1. 必须是瘦肉；

2. 不放猪油；

3. 最好是白灼或者清炒，不要煎炸。

在用油方面，我有一个小建议，如果是自己做饭，一个人一顿饭的平均用油量不要超过陶瓷勺 1 勺的量，如果是在外面吃饭，可以把太油的菜过一下水，或者把很油的菜在面包片上放一会儿，面包会把油吸掉。

　　还有一个特别好的肉类菜，是鸡腿肉。相比于鸡胸肉，鸡腿肉好吃，而且脂肪含量不高，大家只需要记得在食用的时候去掉皮就可以了。

　　蔬菜的话，建议大家多吃绿叶菜，菌类也不错，注意不要太过油腻，吃 250 克即可。

244 克素炒平菇

热量：34.18 千卡 /100 克

蛋白质：2.02 克 /100 克

脂肪：1.68 克 /100 克

碳水化合物：3.17 克 /100 克

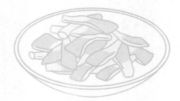

200 克清炒西葫芦

热量：44.43 千卡 /100 克　　蛋白质：0.89 克 /100 克

脂肪：2.7 克 /100 克　　　　碳水化合物：4.44 克 /100 克

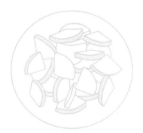

92 克菠菜炖豆腐

热量：90.72 千卡 /100 克　　蛋白质：4.34 克 /100 克

脂肪：6.69 克 /100 克　　　　碳水化合物：4.07 克 /100 克

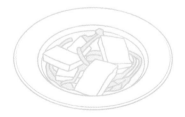

240 克炒青菜

热量：46.71 千卡 /100 克 蛋白质：1.7 克 /100 克

脂肪：3.22 克 /100 克 碳水化合物：3.55 克 /100 克

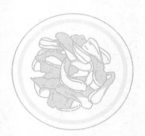

172 克烧菜花

热量：50.35 千卡 /100 克 蛋白质：1.82 克 /100 克

脂肪：3.01 克 /100 克 碳水化合物：5.35 克 /100 克

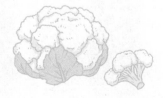

　　以上搭配，总热量在 450 千卡左右，已经能够让大家吃得很饱，而且营养均衡、丰富。这就印证了我在前面的章节里说过的话，真正营养、均衡地饮食，是不会让人吃胖的。

　　至于晚餐，像午餐一样选择即可，不过要在总量上稍做控制。但是不建议大家喝肉类的汤，如鸡汤等，因为太过油腻，又缺少营养成分。

关于减肥和基础代谢的一些小知识

一、真正科学的减肥不会太快

在各位减肥人士的微信朋友圈里，总是活跃着一群微商，他们不断在给大家洗脑，说只要用他们的减肥方法，买他们的产品，就可以在不节食、不运动的情况下，月减 10 斤、15 斤甚至更多。但是大家在学习过基础代谢减肥法之后就会明白，对于女性来说，这几乎不可能实现。基于基础代谢减肥法可以知道，人每天的热量缺口只有 500 ~ 600 千卡。一斤脂肪的热量是 3700 千卡，也就是说，消耗一斤脂肪，需要 6 天还多，所以一个月减 5 斤左右的脂肪，才是比较合理的。

那些说自己一个月轻轻松松就能瘦个十几斤的人，多数时候减掉的是水分或者肌肉。当然我不排除有一些特例，那他们必定满足下述情况中的一条或几条：

1.他是一名男性。众所周知,男性的基础代谢值更高,因此可以瘦得更多。

2.她是一名女性,但是体重基数非常大,比如体重达到180斤以上,体重和体表面积大的人,基础代谢值也会更高。

3.她的运动强度非常大,例如她是一个专业运动员,因为长时间高强度地运动,基础代谢占身体总消耗的比例会降低到50%,所以热量缺口明显比非运动员更大,减肥速度加倍。

4.她过度节食,摄入的热量远远达不到基础代谢,这样做虽然减肥的前期速度会快一些,但是之后会很快进入平台期,而随着节食进程不断地延续,她的基础代谢会明显受损。

由此可见,正常情况下,任何一个人都无法在不节食且不运动的情况下实现快速减肥。

二、95% 的人都是吃胖的

尽管很多人声称自己吃得不多,自己长胖是无辜的,是被脂肪"陷害"了,但是严谨的科学研究表明,在所有长胖的人里,95% 的人都是吃胖的,剩下的 5% 的人长胖是因为各种疾病比如甲减、库欣病等导致的,或者是因为患肾病综合征等疾病后长期服用激素导致的。

一项来自美国的大型回顾性研究分析认为,相比 30 年前,目前人类平均每天摄入的热量增加了 500 千卡,这才是现在肥胖者急剧增多的主要原因。

对于那些不认为自己长胖是因为吃太多的人，我建议他们做一件事，那就是连续 1 周把自己每天吃的包括水在内的所有的食物都记录下来，然后将记录交给营养师，让他估算一下这些食物的热量，届时他们就一定能够找到自己长胖的原因。

很多人说自己吃得不多，他们的潜台词可能是：我吃的米饭不多。尽管如此，他们可能吃了很多其他的食物，真正因为吃米饭变胖的人，很少。我的老家在农村，至今还有很多人以米饭为主食，他们吃下大量的米饭，却并不胖，因为他们不吃零食，不喝饮料，总体来讲，他们摄入的热量并不高。

他们的潜台词还有可能是：我三餐吃得不多。没错，现在很常见的一个现象就是，有很多人不好好吃三餐，甚至节食，但在三餐之外吃了大量的垃圾食品。这些都是他们变胖的原因。

三、人的运动消耗不会一直累积

很多人，尤其是男性，坚持认为人只要一直保持足够的运动，就算不控制饮食，也能减肥成功。

事实上，除非是经过严格的科学训练的运动员，否则完全无法承受大量的剧烈运动。人的身体会在形势严峻时，尽可能储存能量、减少消耗。

疲劳就是人体节约能量的一种方式——你在短时间内消耗掉一定的能量之后，会感觉到身体疲劳，进而会减少活动，降低消耗。

例如有些人在公司附近的健身房运动之后，可能会选择打车回家，这就是因为他们的身体发出了节约能量的信号，他们感觉累了。

同样，当你在健身房的跑步机上匀速奔跑了 1 个小时，机器告诉你，你已经消耗 500 千卡热量，但匀速奔跑时，你的身体会尽可能调到最节能的模式，所以事实上可能你只消耗了 350 千卡热量。因此我总是推荐我的粉丝进行变速走或者跑的训练，而不是保持匀速。

不知道大家是否记得，前面的章节里说到基础代谢减肥法的时候，介绍过人每天的活动和运动耗能约占总耗能的 20%，久坐的上班族或者是缺乏运动的人，这个比例会更低，对于健身教练或者体力劳动者而言，这个占比在 30% ~ 50%。

依据基础代谢减肥法的原理我们知道，减肥者每天摄入的热量值应等于基础代谢值，那么基础代谢之外的活动耗能和食物热效应就是热量缺口。运动消耗得越多，食物比例中蛋白质的含量越高，热量缺口就越大，减肥速度就越快。

不过从维护身体健康的角度来说，蛋白质比例并不是越高越好，因为过高的蛋白质摄入会造成身体的负担，对健康产生负面影响。同理，对于大多数人尤其是完全没有运动基础的人而言，运动也并不是越多越好，过多的运动会造成身体疲劳甚至受伤。

因此，我认为，男性减肥者每天运动消耗约 600 千卡，女性减肥者消耗约 400 千卡是比较合理的安排。

四、吃醋对减肥有帮助

2017 年，苹果醋是在谷歌上被搜索得最多的名词之一。这里说的苹果醋是指未经过滤的、有机纯苹果醋，不是那些额外添加任何大量糖或添加剂的苹果醋饮料。

另外，苹果醋的制作原理跟其他的醋一样：将原材料（苹果）粉碎以释放液体，然后将这些液体蒸馏并发酵，在发酵过程中，原材料中的糖变成乙酸。而乙酸作为短链脂肪酸，既受到健康肠道菌群的喜爱，又能抑制人体内脂肪堆积，大家口中能促进减肥的主要是苹果发酵后酿出来的醋，而非苹果本身，所以食用其他的食品醋效果也差不多。

苹果醋的热量很低，可作为减肥者日常的"健康饮料"或调味料。

①兑水喝。人每天至少是要喝 1500 毫升的水，餐前喝点水，并且在水里加上一勺苹果醋，可以减少脂肪的堆积，同时还能促进消化。但要注意的是，不要空腹喝苹果醋，胃不好的人容易受到刺激。

②作为调味剂。吃水果沙拉、小炒和火锅的时候避免不了要放点调味料，而醋就当之无愧地是替代一些重油重盐调味料的首选。

五、备孕的人必须减肥

我的很多粉丝很关注肥胖对备孕的影响，下面我就来简要介绍一下。

A. 肥胖直接影响生育

太胖是不利于生育的，等怀上孩子再减肥就太晚了。通常大家会认为女性超重直接影响生育，而男性超重与生育并无太大的关联。事实上这种观点大错特错，因为如果种子有缺陷，那么即便土壤再好也无法产出高质量的粮食。

事实上，不论男女，体重增加都有可能导致生育力降低。脂肪影响着人体葡萄糖稳态和类固醇的产生，与免疫系统、造血功能和生殖功能也密切相关。随着脂肪组织的增加，胰岛素抵抗也会加剧，更容易导致女性患高雄激素血症和排卵障碍（多囊卵巢综合征）。如果夫妻双方都胖，他们一年内不孕的概率是体重正常的夫妻的 2.7 倍。

B. 肥胖影响男性生育能力

有研究表明，肥胖对于男性生育功能也有极大的影响。

随着 BMI 的增加，睾酮水平会下降，雌二醇水平会升高，男性患弱精症和少精症的情况加剧。同时，精子 DNA 损伤加重，增加了流产和儿童期患病的风险。

此外，大多数肥胖的男性都患有三高，即高血压、高血糖、高血脂，而三高极有可能损害心血管及男性性腺功能，更容易出现性欲减退的情况，罹患勃起功能障碍以及男性性欲减退。

有研究数据显示，与体重正常的准爸爸相比，偏胖或肥胖的准爸爸的精子质量降低 20%，受精率降低 8%，胚胎优良率降低

6%，怀孕成功率降低 17%。

C. 肥胖影响女性生育能力

超重及肥胖会导致女性无排卵风险上升 54%，不受孕概率上升 158%，多囊卵巢综合征风险上升 108%。

D. 肥胖增加妊娠期风险

由于肥胖会导致多种妊娠并发症的比例上升，所以肥胖的女性在妊娠期需要承担更多的风险。其中患妊娠糖尿病的风险高达 114% ～ 756%，患妊娠高血压的风险高达 385%，患先兆子痫的风险高达 419%，流产的可能性高达 201%，早产的可能性达到 24% ～ 39%。

E. 肥胖影响后代基因

谁都希望自家的小宝贝天下第一健康聪明可爱，而肥胖，不仅会危害父母的健康，还会像遗传病一样，给孩子带来不良影响。肥胖会使子代的患病风险显著增高。

F. 肥胖升高孕产不良结局的发生率

《美国医学会杂志》针对 19 万名孕妇的情况进行分析研究后得出结论：孕产不良结局的发生率的上升，是随着母体孕前体重的增加幅度而上升的；体重超出正常范围越多，风险也就越大。

六、如何避免假期长胖？

假期长胖有几大原因——吃得多、运动少、熬夜、饮食结构不合理，大量食用坚果类和油炸膨化食品，大量饮酒和饮料。

针对这种情况，大家可以考虑采用国外非常流行的 8 小时饮食法，也就是把想吃的食物，尽量放在 8 小时内吃掉。虽然采用这种饮食法总热量还是有可能超标，但是它能让你长胖得慢一些。

具体怎么操作呢？首先，根据自己的情况，选择把这 8 小时定为 12：00 ～ 20：00，或者 9：00 ～ 17：00；其次，注意足量饮水，尽量不要吃撑，并保证一天之中的其余 16 小时绝对禁食，只喝水；然后要尽量保证饮食结构合理，注意保证蛋、奶、鱼、虾、豆类食物、深色蔬菜和粗粮的摄入量；最后，适当运动。

七、什么是"欺骗餐"

欺骗餐是指那些坚持运动和控制饮食的人选择在一周中的某一餐食用高卡路里、高碳水的食物，以满足自己的口腹之欲。所以，"欺骗餐"也叫"放纵餐"。如果你的减肥效果还不错，对高卡路里、高碳水的食物也不是撕心裂肺地馋，建议不要给自己设置欺骗餐，保持健康饮食就好。

我们减肥并不是要节食，而是要培养新的饮食理念和生活习惯。人都是有惰性的，时不时放纵一下，说不定哪一次就收不住了，重新回到以前的不良饮食习惯中，那就不值当了。事实上，如果按照我的食谱进行饮食搭配，把健康的饮食习惯融于生活中，每天补充足够的粗粮、蛋白质和膳食纤维，那么就能做到既营养又饱腹，这样基本上不会对食物有强烈的需求感，或许根本就不需要"欺骗餐"。

当然，如果已经按照我推荐的食谱进行饮食搭配，但有时还是馋得捶胸顿足，就是尝一口奶茶、炸鸡、比萨等，也可以考虑给自己安排一顿欺骗餐，把脑子蒙混过去，再恢复"正常模式"。

需要大家注意的是：

"欺骗餐" ≠ "放纵日"

"欺骗餐"只是偶尔地放纵一餐，切记不要一整天都胡吃海塞，或者一发而不可收，从此回归到每天吃炸鸡、汉堡的生活中。吃完"欺骗餐"后，下一顿应该回归健康的饮食。

"欺骗餐"不要太频繁

如果吃得太频繁就不叫"欺骗餐"，一定要在自己的欲望实在无法忍受的情况下，考虑食用，而且一周最多吃一顿。

"欺骗餐"要适量

"欺骗餐"存在的意义是给大家提供一个机会，吃一点自己喜欢但不太健康的东西，并不是让大家借此胡吃海喝。

多囊卵巢综合征患者减肥食谱

早餐 230ml 豆浆一杯（无糖豆浆粉 25 克）
鸡蛋一个（水煮 / 蒸 / 无油煎皆可）
山药莲子百合粥一小碗或其他粗粮一份
150 克青菜一份（绿叶菜优先）
低糖水果一份（柚子 / 苹果 / 梨 / 香蕉等）
（水果可以放在 10 点或 11 点吃）

午餐 主食一碗（米饭 / 糙米饭 / 杂粮面 / 土豆等）
肉类（优选鱼、虾及贝类，其他瘦肉亦可）
150 克青菜一份（绿叶菜优先）

晚餐 主食半碗（南瓜 / 玉米 / 绿豆小米粥等）
鱼虾类或瘦肉类或豆制品半碗或 150 克蔬菜一份
（优选菌类、木耳、芹菜、西蓝花、洋葱等）

提示 1. 零食建议：水果 / 坚果 / 无糖豆浆 / 海苔等；
2. 每周 1 ～ 2 天规律轻断食对多囊卵巢综合征
患者有益；
3. 执行食谱 1 个月后再轻断食；
4. 轻断食期间每天摄入 400 ～ 500 千卡，可以无主食；
5. 保证睡眠质量很重要，不要熬夜；
6. 多喝水帮助代谢，每天饮水 1500 毫升；
7. 每天进行半小时中等强度的运动（快慢走 / 慢
跑 / 跳绳 / 游泳 / 骑单车等）；
8. 少油少盐。

减肥应该做什么运动

在执行基础代谢减肥法的过程中，控制饮食是很重要的。因为基础代谢减肥法的核心就是保证每天摄入的热量值等于基础代谢值。但是这样说，不代表运动不重要，事实上运动非常重要。可以这么说，控制饮食是减肥的基础，运动情况决定了减肥的上限。虽然我们依靠食物热效应和日常活动消耗来制造热量缺口，即使不运动也能减肥，但是如果能够在控制饮食之外增加运动，减肥效率会更高。

虽然大量的运动可以增加能量消耗，但是考虑到绝大多数减肥者并不是专业运动员，大量的运动会增加他们受伤的概率，一旦受伤，减肥就会变得更加困难，所以，我提倡逐步提高运动的频率，让身体适应运动的节奏，而不是过量运动。

我有一位非常有意思的女粉丝，她已经40多岁了，非常希望减肥成功，为此她曾经每天运动 4 ～ 5 小时，但是一年下来体重才降了不到 5 斤。

后来，她在我的指导下严格执行了基础代谢减肥法，并配合每天运动两小时，每周断食一天。6 周之后，她的体重下降了 15 斤，其中有 12.8 斤是脂肪，这是非常令人骄傲的成绩。

从这个案例我们可以得出以下结论：

1. 想要单纯通过运动来减肥，收效不大。这位粉丝每天运动四五个小时，减重缓慢。我了解过她那段时间的饮食安排，简直可以用糟糕来形容。

2. 合理地控制饮食是减肥的基础。通过规律的饮食管理，这位粉丝的减肥速度明显加快，即便她每周只运动两小时。

3. 在缺乏足够科学的饮食管理的前提下，过量的运动反而可能对身体的代谢造成负面影响，因为这个时候身体认为你在过度消耗热量，所以它会自动进入节能状态，降低代谢水平。

我的另一位粉丝跟上面提到的那位年龄、身高和体重都差不多，但是她无法保证每天 2 小时的运动量，所以在运动量相对不足的情况下，她 6 周只减掉了 10 斤体重。

运动确实是一个让众多减肥者感到痛苦的事，很多人甚至放言：只要不运动，让我干什么都行。因此，如何让减肥者在尽可能舒服的前提下增加活动消耗，提高减肥效率，是值得探讨的一个话题。

首先，回到基础代谢减肥法的饼状图。

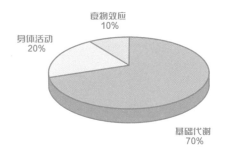

从这张图里我们可以看到，在人每天的能量总消耗中，身体活动大约占到 20%——当然，我们也可以人为地将这个比例提高到 30%，这个比例对于普通人来说已经是极限了。

身体活动消耗可以分为两个部分：运动性消耗（Exercise Activity Thermogenesis，EAT）和非运动性消耗（Non-Exercise Activity Thermogenesis，NEAT）。运动性消耗指的是专门通过运动消耗掉的能量，比如跑步、打篮球、举哑铃、游泳、俯卧撑等；非运动性耗能就是通过做家务、爬楼梯、步行上班、出门丢垃圾等日常活动造成的热量消耗。这两个部分通常是互相影响的。举例来说，如果一个人今天去打篮球了，那么他可能就不想再走路回家，因为打篮球已经让他太累了。

运动性耗能的增加会导致非运动性耗能的减少，同理，非运动性耗能的增加，也会造成运动性耗能的减少，比如，如果一位女士今天已经做了太多的家务，那么她就会取消今晚的瑜伽——

因为太累了。就像这样，身体总是会通过疲惫的感觉来告诉你，你今天的消耗已经很多了，所以要停下来，或者减少一些。

对于大部分人来说，想要把身体活动消耗的能量从 20% 提高到 30%，是比较困难的一件事。针对这一点，有人提出了 NEAT 减肥法，也就是通过增加日常活动中的非运动性耗能来提高减肥的效率。详见下图。

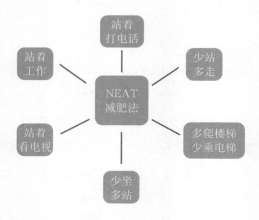

如图所示，NEAT 减肥法旨在通过改变日常的行为方式来增加身体对能量的消耗。具体的操作方法有提升桌面或者电脑的高度，然后站着工作；打电话的时候从座位上站起来并一直走动；通勤路上提前一站下车，然后走到单位；要去的楼层不太高的时候，尽量不坐电梯，选择爬楼梯等。虽然上述这些行为消耗的热量不是特别多，但是随着时间的积累，它也能帮助大家减肥。

下面这个列表，能够帮助大家更多地了解 NEAT 的内容，提供给大家参考。

日常 NEAT（非运动性热量消耗）			
	每小时消耗热量（千卡）		
活动	0 ~ 50	50 ~ 100	100 ~ 200
拖地			√
买菜			√
做饭			√
打扫卫生			√
洗衣服			√
折 / 熨衣服			√
爬楼梯			√
散步			
乘车 / 坐地铁（全程站着）		√	
拉伸		√	
遛狗			√
烘焙		√	
骑自行车			√
跳舞			√
钓鱼			√
看书（站着）	√		
吃饭（站着）	√		
和别人说话打电话（站着）		√	
逛街			√
练瑜伽			√
养鱼、养花		√	
看电视（站着）	√		
不使用网上缴费		√	
负重（上班族可以在脚踝处绑上沙袋）		√	
背包里放两瓶矿泉水		√	
滑冰			√

虽然 NEAT 减肥法是很好的减肥方法，但是时间和精力充裕的话，我还是建议大家多做一些专门的运动，会更有助于瘦身和塑形。

我不是专门的健身教练或者形体老师，所以在这里我只给大家提供一些基础性的运动建议，希望对大家减肥有帮助。

对于缺乏运动基础的减肥者，我建议他们使用哑铃＋变速走的运动组合。可以参考网上的哑铃操教程，选择与自己的能力水平相适应的哑铃，每天举 15～20 分钟，尽量避免受伤；举完哑铃之后，再快慢交替着做变速走 30～45 分钟。

针对这个运动组合，大家可以一次性做完，也可以分 2～3 次来执行；至于有些人说运动一定要连续做 40 分钟才能达到减脂的目的，我认为是不正确的。因为事实上只要你动起来，每一秒钟都在减脂，而单次运动的前 20 分钟所消耗的热量，主要由糖分供应，这时候先举 15～20 分钟的哑铃来加速糖分的消耗，之后由变速走这样的有氧运动来承担消耗脂肪的使命。

05

第五章

不同体质的对应
减肥策略

血瘀质

气郁质　　　　阴虚质

湿热质　　平和质　　阳虚质

痰湿质　　　　气虚质

特禀质

九种体质学说

九种体质学说把人的体质分成九种，分别是：平和质、气虚质、阳虚质、阴虚质、湿热质、血瘀质、痰湿质、气郁质、特禀质。

①平和质：又称健康体质，是一种以气血调和、阴阳平衡为主要特征的体质状态。

经调查发现，仅有不到1/3的人属于平和质。

平和质的人的主要特征有：

（1）面色红润、精力充沛、体态适中；

（2）脏腑功能强；

（3）睡眠、饮食状况良好；

（4）排便正常，脉象和缓有力。

平和质的人很少生病，即使生病也能很快痊愈。

②气虚质：气虚也就是"气"不足，气虚体质的人容易呈现出虚弱的状态。

气虚质的人的主要特征有：

（1）身体偏弱，容易生病，生病后康复速度较慢；

（2）经常感到疲劳、乏力、精神不振；

（3）总是不想说话，看上去没有朝气；

（4）容易出汗，稍微动一下就出汗；

（5）对环境的适应能力比较差，外界气候稍有变化，就可能出现身体不适。

气虚质的人平时可以多吃黄芪、白扁豆、山药、黄豆等健脾益气的食物，运动方面可选择散步、太极拳等较为和缓的运动。

③阳虚质：是指人体阳气虚衰，也就是"阳气"不足，不能温暖身体的。

阳虚质的人的主要特征有：

（1）怕冷，怕风吹，容易手脚冰凉，总是觉得手脚寒冷；

（2）容易抽筋，肌肉非常松软；

（3）喜欢吃热的食物、喝热饮；

（4）精神不振，男性出现阳痿、早泄，女性出现性欲下降和宫寒的问题；

（5）性格较为内向。

阳虚质的人容易出现患消化不良、恶心、呕吐、精力下降、甲状腺功能减退等疾病，建议这种类型的人适当多吃牛肉、羊肉、韭菜、生姜等温补阳气的食物，多晒太阳，酌情艾灸关元穴、命门穴等。

④阴虚质：即阴液不足、滋养不足，阴虚体质的人往往新陈代谢速度过快，身体存在虚热干燥、机能亢奋等症状。阴虚质的人的主要特征有：

（1）形体消瘦，头发和皮肤干枯、起皱、面色晦暗；

（2）口干、咽喉干、咽喉疼痛；

（3）常常觉得两眼干涩，视力也不是很好；

（4）尿少、便秘；

（5）舌干红、少苔，口腔溃疡反复发作；

（6）手脚心发热，两颧潮红；

（7）心烦气躁，失眠盗汗。

阴虚质的人容易患甲状腺功能亢进、更年期综合征等疾病，平时可以多吃银耳、荸荠、百合、枸杞等甘凉滋阴的食品。

⑤湿热质：是指体内湿和热并存，或源于夏秋时节天热湿重，或源于湿热同袭于人体，又或者是湿热久留而成，其病位在脾。

湿热质的人的主要特征有：

（1）四肢重、身体倦怠；

（2）舌苔黄腻、脉搏跳动较快；

（3）口干舌燥、口苦口臭；

（4）小便黄、量少，大便燥结，总感觉解不干净；

（5）男性阴囊潮湿，女性白带量多；

（6）性情急躁，易怒；

（7）适应能力差，对湿热环境抵抗力差。

湿热质的人常患有湿疹、粉刺、痤疮等疾病，调理上要注意以清热祛湿为主，日常饮食多吃赤小豆、绿豆、莲藕等食物。

⑥血瘀质：指人体脏腑功能失调，易出现体内血液运行不畅或内出血不能消散而瘀血内阻的体质。血瘀质类型的人多因闷闷不乐或者寒冷侵袭、年老体弱、久病未愈等而发病。

血瘀质的人的主要特征有：

（1）面色晦暗，皮肤粗糙，容易有色素沉着，或有紫斑；

（2）唇色黯淡，舌质青紫或有瘀点，脉象细涩；

（3）身体常无缘无故出现疼痛；

（4）女性容易出现痛经、经色紫黑带血块等问题。

血瘀质的人容易身体疼痛、血管堵塞、结节增生甚至患上肿瘤，调理时应以活血化瘀为主要原则，注重改善血液循环，防止相关疾病的发生和发展。

⑦痰湿质：是指人体脏腑功能失调，易引起气血津液运化失调，湿气聚集在体内，聚湿成痰而形成痰湿的体质，这种体质的人常因寒湿侵袭、饮食不当、年老久病、缺乏运动而发病，随着痰湿留滞部位的不同而出现不同的症状。

痰湿质的人的主要特征有：

（1）体形肥胖，腹部肥满；

（2）胸闷，痰多；

（3）容易困倦，身重不爽；

（4）喜欢吃肥腻的食物和甜食；

（5）舌体胖大，舌苔白腻；

（6）大便不成形，容易粘马桶。

痰湿质的人容易患高血脂、冠心病、糖尿病、脂肪肝等疾病，对梅雨季节和湿气重的环境适应力差，这种体质的人应注意燥湿化痰，防止痰湿病症发生。

⑧气郁质：是一种由于长期情志不畅、经常生气或伤心，导致气机郁滞而形成的体质。

气郁质的人多性格内向，情绪不稳定，忧郁脆弱且敏感多疑，以中青年女性较为多见。

气郁质的人的主要特征有：

（1）性格孤僻内向，多愁善感，气量较狭小；

（2）常感到胸部或者两肋处胀痛；

（3）容易失眠、健忘；

（4）喉咙有异物感，吐不出来又吞不下去。

气郁体质者的发病处以肝为主，兼及心、胃、大肠、小肠，容易患神经官能症、抑郁症、慢性咽炎、肿瘤等疾病，平时须注意调畅情志，疏通气机，可以多吃萝卜、海带、山楂等行气解郁的食物。

⑨特禀质：总体而言，这种体质的人多因遗传而存在特禀型生理缺陷，这种特殊的体质多以过敏体质、遗传病体质、胎传体质等为主要症状。

特禀质的人的主要特征有：

（1）容易鼻塞、打喷嚏、流鼻涕；

（2）对药物、食物、花粉过敏；

（3）容易得哮喘、荨麻疹、花粉症等过敏性疾病。

"肾为先天之本""脾为后天之本"，特禀质在调理身体时应以健脾、补肾气为主，以增强免疫力。

九种体质学说只是对中医体质学说的一个细化解说，更多用于指导养生和预防疾病。在临床上，我们往往会遇到更加复杂的情况，比如以上多种体质甚至是相互矛盾的体质出现在同一个人的身上，这种情况调理起来就会非常困难。

各位减肥者只需要知道体质的简易辨别方法及相应的调理对策就可以了。我将在本章接下来的 4 节里，先后为大家介绍 4 种身体肥胖者常见的体质，希望对大家有益。

肥胖者最常见的脾虚痰湿体质

满打满算，我做减肥医生不到十年。在这段时间里，我接触了无数的减肥者，光是我亲自接诊的就有数万人。

粗略统计，在这数万人中，70% 以上的人都属于脾虚痰湿体质，尤其是女性。这可能与我的工作地点在珠三角有关，珠三角属于我国的东南沿海地区，在这里，痰湿体质者较内陆地区更为多见。不过在从外省前来求医的数千名肥胖者中，也有大量的脾虚痰湿体质者。

我的临床统计结果与山东大学的一项调查结果类似，他们统计了一万多名门诊患者的资料，结论是在普通人群中，脾虚痰湿体质是最常见的一种体质。

什么是脾虚痰湿体质呢？

顾名思义，这个体质主要涉及两个方面：脾虚和痰湿，这两者往往同时出现。根据中医的理论，脾主运化，具有把水液和谷物等饮食化为精微之物，促进它们的吸收、转输和布散的作用，脾虚就是指脾的总体功能减弱，其中包括脾的运化功能。

运化功能减弱意味着脾对水液和谷物等饮食的处理能力减弱，容易导致这两者的积聚和分布失调，从而形成痰湿；而脾脏天性喜燥恶湿，痰湿又会伤害脾脏，所以痰湿会加重脾虚，由此形成恶性循环。中医认为脂肪属于有形之痰湿，所以脾虚痰湿体质是特别容易出现在肥胖者身上的一种体质。

如何判断自己是否属于脾虚痰湿体质？

脾虚痰湿的人容易出现以下这些身体反应：脾气虚弱，痰湿内蕴，食少，腹胀，便溏，身体虚胖，四肢困重，疲乏嗜睡，舌淡胖，苔白腻，脉濡缓等。

这个说法比较玄妙，归纳一下，我认为脾虚痰湿体质的人主要有这样几个特点：

1. 懒。脾虚的人，气的支撑能力弱。常言道，人活一口气，当气不足以支撑人去做想做的事时，人就会变得懒惰。懒惰一方面体现在主观上的懒惰，即不愿意运动，甚至不愿意说话，总觉得少了一口气；另一方面则体现为客观上的懒惰，也就是感觉肢体沉重，如同被包裹在一个巨大的果冻中，做任何动作都非常费劲。

2. 肿。痰湿重的人，身体的代谢出现了问题，所以非常容易水肿，整个人是虚浮肿胀的，容易演变成虚胖，即使是不胖的人，看上去也并不结实，因为身上的肉和皮肤是松垮的。如果让他们把舌头伸出来，可以看到他们的舌体胖大，有明显的齿印。

3. 倦。湿性易使阳气受损，阻碍阳气运行，因此湿气重的人，会出现疲倦、乏力、嗜睡等症状，整个人软软的，没有神气。

4. 胀。脾的运化能力下降，容易导致胃口不佳、腹胀等，也就是现代医学常说的消化不良。

5. 腻。湿气重的人容易大便黏腻不爽，好像拉不干净，且排泄物容易粘在马桶上，更有甚者，稍微吃点油腻的东西，就会拉肚子，面部和头发特别容易变得油腻，舌苔也显得特别厚腻。

现在脾虚痰湿体质的人特别多，这跟他们的生活状态和生活方式有关系。工作生活压力大、饮食不规律、过晚进食，以及食用过多煎炸食物、油腻食物、甜食、生冷食物，都容易导致脾胃虚弱，造成脾虚痰湿体质。

在中医的观念里，安静的内收的属于阴，躁动的外现的属于阳，所以肌肉属阳，脂肪属阴。脾虚痰湿体质造成的懒、肿、倦、胀、腻，都属于阴的表现，这些都会加重脂肪的囤积，因此这种体质的人要想减肥，就必须改善脾虚痰湿的体质。

改善方法主要有以下6点：

1. 少吃生痰食物

生痰食物主要是指煎炸食物、油腻食物、生冷食物和甜食。油腻食物和煎炸食物自带痰湿属性，过度食用会加重体内痰湿，尤其是很多外卖食物，制作者常常会通过增加食用油来掩盖食材的劣质，这种食物更容易导致体内湿气增加；过度食用生冷食物会破坏脾胃阳气，影响脾胃运化，导致脾胃功能下降，内生痰湿；很多甜食口感甜腻、入口即化，脾虚的人往往不能吸收这种快速转化的糖分，从而导致痰湿加重。因此在减肥的过程中，这些食物是需要尽量避免的。

2. 坚持泡脚

有一种说法是，脚是人的第二个心脏。姑且不讨论其科学性，可以肯定的一点是，中药足浴向来是中医治病养生的重要手段。规律地泡脚，可以改善人体血液循环，安神助眠，也可以散寒祛湿，往泡脚的水中加入活血通络、散寒祛湿的药材，如当归、生姜、花椒、独活等，功效加倍。

不过大家需要注意的是，必须将中药煮沸 20 分钟左右，这样药性才能充分发挥，而在煮沸的过程中，高温可以将中药因储存不良、时间较久等所滋生的细菌杀灭。

考虑到煮中药的过程确实给大家增添了一些麻烦，我跟一些工厂合作，将中药提取后，与浴盐及一些润肤的材料一起制作成了泡脚药丸。这样，一方面，由于药丸体积小，便于携带；另一方面，药丸中的中药经过了提取，更容易在温水下释放药性，而药丸中高浓度的盐也防止了细菌滋生。

3. 低 GI 饮食

GI 较低的食物，被消化和转变成糖分的速度相对更慢，食用这种食物，脾胃有足够的时间去逐步实现运化，不会在短时间内给脾胃造成负担，更不会造成痰湿。

我们通常不建议减肥者吃大量的白米粥、白米饭、包子、面条、炒粉、馒头等，而是建议大家吃玉米、山药、番薯、杂粮饭等粗粮，对于脾胃比较虚的人而言可能不太容易适应，这就需要注意循序渐进，逐步增加饮食中粗粮的比例，比如，一开始只在早餐时吃粗粮，后来逐步过渡到中餐和晚餐时也吃粗粮，或者煮杂粮饭的时候，只放 1/3 的粗粮和大米一起煮。另外，把粗粮稍微放凉一点吃，它的 GI 值会更低。

很多人认为脾胃不好的人不应该吃粗粮，其实要知道有些人之所以脾胃差，正是因为平时细粮吃得太多，脾胃缺乏足够的锻炼，所以逐步增加粗粮在饮食中的比例，反而有利于脾胃健康。

4. 健脾养胃

对于脾胃功能非常弱的人来说，想要单纯地通过饮食去增强脾胃功能，难度大，而且速度慢，我个人的建议是适当使用一些健脾胃、化痰湿的食疗配方，以排出湿气。

在这里我就推荐几个简单的配方。

首先要向大家推荐的是陈皮薏仁冬瓜汤。这款汤的主要食材有：陈皮 5 克，茯苓 15 克，薏仁 30 克，冬瓜（洗净，不去皮）250 克，烹制时只要将这些食材进行简单的炖煮就好。这款汤，胜在清淡而且饱腹，餐前喝一碗，充饥又瘦身。陈皮有理气化湿的作用，能够帮助脾胃运化消食，减轻腹胀；茯苓和薏仁能够健脾，一起使用，祛湿效果大大增强；冬瓜是家常蔬菜，它的好处是能够消水肿去湿气，让大家不要去皮，是因为冬瓜皮的祛湿效果更好，而且冬瓜含有丰富的膳食纤维，餐前喝上一碗，能够提供很强的饱腹感，帮助大家减少一些食量。

除了陈皮薏仁冬瓜汤，还有一款在两广地区和闽南地区很常见的汤品——四神汤，也是健脾养胃的好选择。四神汤里的莲子、山药、茯苓、芡实，都是家常食材，平均搭配好煲成汤，健脾效果显著。考虑到有些药材商为了药材的外观好看会用硫黄熏制药材，我专门挑选了无硫的四神汤汤料，放在我的淘宝店铺（店名：根号324）里，供大家选择。

此外，大家平时也可以在工作的间隙喝一点苓薏豆皮茶之类的祛湿茶，如果选择食用中成药，香砂六君丸、参苓白术散、祛湿消滞颗粒等，都有不错的健脾祛湿之效。

5. 适当运动

运动是强健脾胃的好方法之一。中医认为，脾主肌肉，主四肢。脾的功能影响到四肢肌肉的功能，适当活动四肢肌肉，也可以反作用于脾，反向增强脾的气（功能）。因此适当运动，可以健脾补气。一定要适当，因为过度的运动可能会适得其反，中医称为动则气耗。

另外，运动出汗可以祛湿。适当的运动，流出的汗水可以带走身体内的湿气。但是一定要注意不可以出太多汗，因为汗多伤身。中医有一句话叫作气随津脱，就是说人体的正气会随着津液

（汗液）脱出身体之外，因此不可令自己大汗淋漓。还有一句话叫作汗出当风易受风邪，出汗以后一定要注意防风，不要让风邪寒邪趁机侵犯人体，引起一些风寒性的疾病。

6. 让脾胃休息

对于脾胃功能不佳的人，过多的食物会加重脾胃负担，让脾胃功能进一步减弱。所以，除了建议大家在三餐之外以饮水为主，尽量不要进食，这样能够给脾胃足够的休息时间。

另外，目前国际上流行轻断食，即每周有 1 ~ 2 天只吃很少量的食物，热量在 400 ~ 500 千卡。这也是一种减轻脾胃负担的做法，可以参考。但是一定要注意，这种轻断食的做法一定要规律执行，比如每周固定在周三和周六进行轻断食，这样，脾胃能更加适应这种节奏，避免了随意轻断食破坏脾胃功能。不可以将轻断食作为暴食后的挽救手段，这样会让脾胃处于饥饱失常的状态，很伤害脾胃。

湿热越重，胃口越好

上一节给大家介绍脾虚痰湿体质的时候，我就想到肯定会有粉丝问，痰湿分湿热和湿寒，如何辨别自己属于哪一种呢？这个问题确实困扰了很多人，其实从名称上就可以知道，体质湿寒的人，体内有湿气，而且体质偏寒，伴有怕冷，吃生冷食物容易出现胃痛、反酸、腹泻等症状，体质湿热的人，体内有湿气，并且体质偏热，伴有怕热、出汗多、口苦、容易上火等症状。

在应对措施方面，缓解寒湿和缓解痰湿差不多，这一节主要讲一讲湿热型肥胖的特征及调理。

湿热型肥胖的特征主要有以下几点：

1. 胃口大

湿热型肥胖者往往胃火旺盛，胃口非常好。如果我们将人的脾胃比作一口锅，那么胃火旺就是烧锅的火非常旺，所以锅里的饭特别容易熟。对应到人身上，就是说他消化速度特别快，容易饥饿。

因此，对于患有湿热型肥胖的人很重要的一点就是一定要注意控制自己的食欲。

2. 吃饭快

患有湿热型肥胖的人，往往性格相对急躁，在吃饭这件事情上，他们不愿意花太多的时间，只想快点解决。这种人往往从小养成了快速进食的习惯，或者由于工作繁忙，需要赶时间，后天养成了这样的习惯。这个习惯本身会加重脾胃的湿热，原因是快速进食会导致脾胃在短时间内收纳大量的食物，但是无法快速吸收，导致积热。

因此对于患有湿热型肥胖的人，我建议他们增加咀嚼的次数，降低吃饭的速度，有意识地养成细嚼慢咽的习惯，这对于控制食欲、增加饱腹感有非常显著的作用。国外有研究证实，细嚼慢咽可以间接帮助人减少食量。

所谓的细嚼慢咽，操作起来其实很简单，就是每一口饭或者菜，都在嘴里咀嚼 15 ~ 21 次，再咽下去。

3. 饿得快

胃热症状明显的人，具有"消谷善饥"的特点。善饥不是指擅长饥饿，而是指很容易感觉到饥饿。这种类型的人吃完一顿饭以后，不到两个小时就感觉胃里空空的，还想再吃点儿东西。这时，患有湿热型肥胖的人往往选择吃饼干、面包、蛋糕等高热量的零食，这会加重体质上的湿热。因此，我建议他们选择无糖酸奶、圣女果、黄瓜、海苔等低热量的食物作为替代。

4. 口味重

湿热体质的肥胖者舌乳头发生变化，往往对味道寡淡的食物兴趣不大，偏爱重油、重盐、重口味的食物，而重口味的食物又会反过来加重湿热症状，因此我建议他们多吃一些清热祛湿的食物，比如马齿苋、苦瓜、芥菜、莲藕、番茄、荸荠、白萝卜、冬瓜、芹菜、小米、西瓜、绿豆等。

此外，重口味的湿热型肥胖者往往也不爱喝白开水，爱喝甜味饮料。可是饮用甜味饮料是减肥的大忌，应该戒掉，那么喝一些有味道的祛湿茶，比如苓薏豆皮茶，一边增加水分的摄入，一边清热祛湿，就是一个很好的选择。

5. 口气重

湿热型肥胖者因为食欲旺盛，吃饭速度快，容易造成体内积热，导致胃气上逆，从而出现口气重的问题。另外，湿热体质的人舌苔黄、厚、腻，也容易出现口气浊臭的情况。

这种因为体质而导致的口气是很难去除的，哪怕每天刷两次舌苔，喝很多水，用三四次口气清新剂，仍然会时不时感到自己口中的浊气浓重，通过中药的调理，配合生活方式的调整，改变自己的体质，才能彻底解决这个问题。

6. 舌苔黄，小便黄

从中医的角度来说，舌苔黄和小便黄都是湿热型体质的主要表现。我把人体排放湿气的三个渠道称为前门、后门、鬼门。

前门指的就是小便。因为人体自有将湿气排出体外的内环境系统，当体内湿气过重的时候，内在排湿系统就会开始工作，将湿气从小便中排出。因此在祛湿的过程中，一定要多喝水，因为喝水多的人，小便次数多，带走的湿气也多，而在祛湿的过程丢失的部分水分，也需要适当补充回来。

后门指的是大便，很多人都是通过大便稀烂不成形知道自己体内有湿气的，为什么呢？因为当人体湿气重的时候，脾胃会把一部分的湿气通过大便排出。对于湿气重的人来说，大便不成形是好事，这说明身体的自我排湿系统在稳定工作。如果本身湿气重，而且便秘，大便很干或者几天一次，那么说明排湿系统出现了故障。

鬼门指的是毛孔。很多人喜欢在健身房练到大汗淋漓，感觉特别爽，特别轻松。这个方法确实可以祛湿，但是中医说汗为心之液，汗水也是非常宝贵的津液，大汗容易伤身。所以，最科学的做法是通过适当运动或者泡脚，出一身细汗来排湿，而不是让自己大汗淋漓，像淋过一场大雨一样。

有一些人不太容易出汗，对于这些人来说，可以考虑两个方法，一是汗蒸，二是泡澡，用以促进全身气血流通，帮助出汗。

关于患有湿热型肥胖的应当如何调理，我有如下几条建议：

1. 控制进食速度，学会细嚼慢咽。

2. 戒烟酒。抽烟容易生内热，而喝酒则容易生湿热，而且酒精的热量非常高，每克碳水化合物的热量是 4 千卡，每克脂肪的热量是 9 千卡，而每克酒精的热量是 7 千卡，介于碳水化合物和脂肪之间。

3. 减少食用煎炸类食物。煎炸类食物容易加重体内的热气，让内热更旺。

4. 多喝水。喝水不但能够带走体内的湿气，而且能够减轻内热；人的大脑常常无法准确地分辨饥饿与口渴，所以很多时候患有湿热型肥胖的人感觉到的饥饿可能并不符合事实，也许他们只是口渴而已，这时候多喝水，可以抑制食欲，减少热量摄入，帮助减肥。

5. 多吃清热解毒的食物。广东人特别喜欢煮海带绿豆汤来喝，海带和绿豆都是清热祛湿的好东西，餐前来一碗海带绿豆汤，能够显著提升饱腹感，很好地抑制湿热型肥胖的胃口，此外，在海带绿豆汤中加入红豆、眉豆、薏仁等，煮成杂粮粥或者杂粮饭，也是非常好的选择。

6. 适当使用一些清热的药物。减肥本来是不需要用药的，但是有些人确实食欲过于旺盛，那么适当使用一些清热的药物，如黄连上清片和牛黄清心丸是可以的。有便秘困扰的话，还可以食用麻仁软胶囊。要注意的一点是，这些药物不可久用，长期使用可能会导致依赖型便秘。

宫寒如冰，脂肪亦如冰

"宫寒"这个词，很多人听过，在中医里，宫寒＝阳虚寒湿。很多人因为如过度食用生冷食物，保暖不当经常受寒等原因，造成体质阳虚，阳虚生内寒，引起了体寒，寒湿不分家，体寒又带来了湿气，这样的连锁反应最终造就了阳虚寒湿的体质。

阳虚寒湿体质的表现集中在一个字：寒。这种体质的人一定是怕冷的，这种怕冷，不是只有手脚怕冷，而是全身都怕冷。比如夏天在空调房里，别人穿短袖的时候，他们就必须穿长袖长裤，还要加个披肩，否则就全身酸痛，这是体寒者的典型表现。

体寒的女性还有一个特别明显的症状：白带多，中医中叫作寒湿带下，这个白带不会像有妇科炎症的白带那样黄腻腥臭，也不是豆腐渣样的，而是清稀如水，但是量多。

还有一种寒的表现是脾胃虚寒。脾胃虚寒的人吃不了生冷的东西，别说雪糕冷饮，就算是新鲜水果，吃了都会胃不舒服。如果不小心肚子吹了风受了寒，那么拉肚子在所难免。中医把这种情况叫作寒邪直中，体寒、身体底子虚的人，很容易被寒气侵扰。

除了脾胃虚寒，肺也是容易虚寒的一个部位，肺部虚寒就容易诱发过敏性鼻炎。中医认为肺主皮毛，也就是说，肺主管的是人的体表抵抗力，肺部虚寒的人，接触到一点冷空气就容易出现疯狂打喷嚏、流鼻涕、鼻塞等。

湿热型肥胖的人虽然体内湿气也很重，但是他们代谢比较旺盛，体质湿寒的人代谢就会变得非常差，如果说这种类型的人的身体就像冰块，那么他们身上的脂肪也像冰块一样，难以解冻。

体质湿寒的人，如果想要减肥，就必须阳散寒。只有阳气恢复，寒气散去，脂肪才会"解冻"，才能代谢。

具体的调理方法如下：

1. 忌生冷。对于阳虚寒湿体质的人而言，生冷食物是一定要尽量少吃的，不仅要少吃温度上寒凉的食物，如冷饮、雪糕、冰冻食物、生冷瓜果等，还要少吃属性上寒凉的食物，比如苦瓜、绿茶、百合、竹笋、慈姑、蒲公英、鱼腥草、马齿苋、蕨菜、苦菜、海蜇、田螺、河蚌、甘蔗、梨、西瓜、柿子、香蕉等。这些食物会损伤人体阳气，加重身体的寒湿，对减肥不利。如果确实要吃，也应该配合属性辛热的食物一起吃，比如辣椒、生姜、花椒等。

2. 注意保暖防寒。在衣着方面，阳虚寒湿者应当注意防寒保暖，尤其是颈、腰、腹、膝、足部的保暖。在现代社会，空调的普及度非常高，无论是在公司还是在商场，空调吹出的冷空气总是从头部直吹而下，最容易侵袭人的颈部，夏天的时候爱美的女孩喜欢穿一些露腰露脐的服装，而腰腹部长期暴露在冷气中也容易受寒。

3. 经常泡脚。足部是人体容易受寒的一个部位，定期泡脚能够去除身上的寒湿之气。通常我建议大家在泡脚的温水中，加入花椒、当归、桂枝、生姜、艾叶等温阳散寒的药材。

4. 不熬夜。熬夜容易损伤人体的阳气，尤其是对于体质湿寒的人来说，特别需要重视这一点。通常来说，夏季夜晚的 11 点半，春秋季节晚上 11 点和冬夜的 10 点半应该上床休息。

5. 多运动。阳气对人体的气血运行有促进作用，阳虚的人气血运行受阻，容易气滞血瘀，适当运动能够活血化瘀。从现代医学的角度来说，大部分脂肪组织的供血能力比较差，运动加速血液循环，有利于脂肪组织中的脂滴进入血液中燃烧，减脂瘦身。

6. 每天早晨起床以后喝一杯姜茶。从养生的角度出发，阳虚寒湿体质的人，适合每天早晨起床以后喝一杯姜茶。因为早晨是阳气初升的时刻，姜茶温阳散寒，有利于阳气的升发，对人的代谢有非常好的帮助。此外，在日常饮食中适当增加葱、蒜、花椒等辛热食物的比例也是很好的。

以上 6 点措施是主要针对寒湿的调理方案，有一些人寒湿症状不明显，但是阳气不足，表现为精神萎靡、乏力疲倦等，这些人应该注意温补阳气，那么光是食用属性辛热的食物散寒可能不太够，他们还可以饮用杜仲黄芪四神汤。杜仲能够补肾温阳，黄芪亦有补气之效，可以更好地补益身体的阳气，让代谢更加旺盛。

根据著名医学家朱震亨的说法，肥人多痰，瘦人多火，医圣张仲景则提出，病痰饮者，当以温药和之。因此，适当使用温补的药物，对湿寒体质的人减肥有非常好的帮助。

气郁，压力型肥胖的主要来源

跟 30 年前相比，生活在现代社会的人普遍感觉自己承受了很大的压力。压力对人的体重有非常明显的影响，很多人说自己吃得不多，但是很容易发胖，这很有可能跟他们压力太大有关。大家戏称这种类型的肥胖为过劳肥，下面我就来简单地分析一下过劳肥的生成原因。

1. 饮食不规律

工作繁忙，经常加班，让很多人很难保持规律的饮食，他们经常出现这样的情况：上一顿没吃，所以这一顿要多吃点；下一顿还不知道什么时候吃，所以这顿要多吃点；忙着忙着就到了晚上 10 点，晚饭还没吃，那就吃个夜宵吧。如此一来，就长胖了。不规律的饮食，会影响人体胰岛素的分泌，导致肝脏功能紊乱，诱发肥胖。

2. 快速进食

在前面的章节里，我一直跟大家强调要细嚼慢咽，因为吃得慢可以增强饱腹感，抑制食欲，缩小食量。患有过劳肥的人往往三下五除二就把饭吃完了，这导致他们的大脑根本来不及反应，不知道自己到底吃饱了没有，这就导致他们常常出现这样一个状况：直到吃撑了，才发现自己吃多了。

3. 熬夜

短期来看，熬夜的时候容易让人感到肚子饿，且在潜意识里更倾向于食用高热量的食物；长期来看，熬夜会影响人的内分泌，诱发胰岛素抵抗反应，使人消耗肌肉，囤积脂肪，代谢速度下降，形成易胖体质。

4. 压力过大

人如果长期处于压力过大的状态下，会导致皮质醇升高，进而加重胰岛素抵抗反应和瘦素抵抗反应。胰岛素抵抗反应我在前面的章节里已经介绍过了，在这里讲一讲瘦素抵抗反应。

瘦素是一种非常好的激素，有抑制食欲的功效，它是由脂肪细胞分泌的，不过它非常敬业，总是在你变胖的时候告诉你，你胖了，要少吃点。如果你不听它的，脂肪细胞就会越来越多，然后就会分泌越来越多的瘦素，当体内的瘦素太多，它的工作效率就会下降，我们称之为瘦素抵抗反应，这时它抑制食欲的作用就会明显减弱。所以你会发现，当压力过大的时候，你根本管不住自己的嘴。

在中医里，过劳肥属于气郁型肥胖，针对过劳肥，我调整方案主要有 4 点：一是规律饮食，定时定量；二是细嚼慢咽，每一口都嚼 15 ～ 21 次；三是尽量不熬夜，宁愿早起干活；四是学会情绪管理，适当释放压力。

气郁型肥胖并不只有过劳肥这一种类表现形式。很多女性容易出现闷闷不乐、总是想发脾气、抑制不住的悲伤等情绪问题，中医里认为这种状态源于肝郁气滞。

肝郁气滞不会直接导致肥胖，但是如果一个人总是不开心，他就容易化悲伤为食欲，用进食去缓解悲伤，去寻求安慰。而这时候他选择的食物往往是垃圾食品，如此一来，他很快就变胖了。

此外，国外还有研究证实：当人处于高压状态或者情绪悲伤的时候，吃同样的食物会比平时更容易发胖，所以我经常对我的粉丝说，当你不开心的时候，你可以运动，可以看书，可以旅游，但是不要用吃东西来发泄，因为吃到最后你会发现自己越来越不开心了。

患有气郁型肥胖的人，应该怎么办呢？

1. 多沟通交流。一定要多交一些在自己情绪低落的时候可以有效沟通的朋友，这样在自己情绪低落的时候跟他们交流一下，能够更快地走出阴霾。

2. 养成运动的习惯。运动需要配合调整呼吸，呼吸顺畅了，心情自然就好，运动还能帮助自己练出好身材，何乐而不为呢？

3. 时常登高望远。只要膝盖没问题，多登高，欣赏祖国的壮丽河山，你的心情也会愉悦起来。

4. 揉按四关穴。四关穴指的是分别位于人的手背和足背的合谷和太冲四个穴位，平时经常揉，能够让人的气血更加舒畅，心情更加放松。

5. 喝甘麦大枣汤。张仲景曾在《金匮要略》中提到"妇人藏躁，喜悲伤欲哭，象如神灵所作，数欠伸，甘麦大枣汤主之"，这款汤我在前面的章节里也介绍过，我给的配方是甘草、麦芽和大枣，而张仲景的方子里的麦，指的是小麦，小麦补养心血，麦芽梳理肝气。

我之所以改用麦芽，是因为从前妇人"藏躁"多是因为食物供应不足，导致阴血不足，而现在的妇人之所以"藏躁"，更多是因为压力太大，导致气滞不通，津液输布不利。阴血不足者，往往容易头晕眼花、睡眠不稳，肝郁气滞者，往往是情绪方面问题更明显，煲汤时到底是选用麦芽还是选用小麦，大家要根据自己的实际情况来判断。

06

第六章

特殊人群的减肥方法

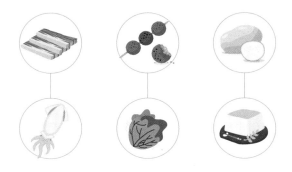

痛风的人如何减肥

痛风发作的时候，那种疼痛是钻心的。痛风的主要原因是血液中的嘌呤分解生成尿酸，当尿酸含量过高的时候会产生尿酸盐结晶，这些结晶堆积在关节周围，不断侵犯关节，产生炎症，然后就会出现发红、发肿、发热、疼痛的症状。

所幸，只有约 10% 尿酸含量高的人会发生痛风，但是患有痛风的人里，有一部分会转化为痛风性肾病、尿毒症和肾衰竭。预防永远优于治疗。最聪明的做法就是把尿酸含量降下去。

尿酸主要来源有两个：一个是外源性的，占总来源的 20%，也就是富含嘌呤类的食物在体内消化代谢而来；另一个是内源性的，占总来源的 80%，是身体内部的小分子化合物合成的嘌呤代谢得来的。

临床上的分类也是同样的道理，一部分人尿酸含量高是因为自体生成过多，另一部分人则是因为存在排泄障碍，事实上 80%

以上的人尿酸含量高的原因都是排泄出了问题。

尿酸的排泄

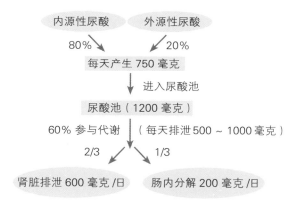

在肥胖者特别是腹型肥胖者当中，尿酸含量高的问题尤其突出。因为腹型肥胖者大多伴有胰岛素抵抗反应，胰岛素抵抗反应会让身体减少对尿酸的排泄，同时增加对尿酸的再吸收。这样一来，腹型肥胖者就更容易出现尿酸含量高的问题了。

尿酸含量高的问题并不仅仅困扰肥胖的人群，体形较瘦的人如果摄入过多高嘌呤食物如啤酒、动物内脏等，导致自身排泄功能无法承担，血液中的尿酸也会越积越多，这时候痛风率会大大上升。

以限制外源性嘌呤、增加尿酸的排泄、降低血液中的尿酸水平为重点，美国著名的综合性医院梅奥医学中心给痛风患者提出了7点建议：

嘌呤含量高的食物（每 100 克嘌呤含量 150 ~ 1000 毫克）

类别	品种
肉类及内脏	牛肝 233 毫克、牛肾 200 毫克、胰脏 825 毫克、脑 195 毫克、凤尾鱼 363 毫克、沙丁鱼 295 毫克
肉汤	各种肉、禽制的浓汤和清汤 160 ~ 400 毫克

1. 减肥

减肥能降低痛风的发生概率。肥胖的人往往伴有无症状的高尿酸血症，但是这种病只有痛风发作时才会暴露出来，尤其是腹型肥胖者，一定要减肥，调整自身的代谢，减轻胰岛素抵抗反应。

2. 适当摄入蛋白质

鸡胸肉、牛肉和豆制品虽然含有嘌呤，但只要不在痛风发作期，都可以先焯水再煮来吃。英国有研究指出，尿酸含量高者定期食用豆制品可以让痛风发作的概率降低。

3. 多喝水

每天至少喝 2000 毫升水，水能促进尿酸从肾脏中排出。我建议尿酸含量高的朋友养成喝苏打水的习惯，虽然苏打水不能直接降低尿酸含量，但是可以帮助中和尿酸，对身体有一定的益处。

4. 多吃蔬菜和全谷物

维生素 C 和维生素 B 均可促进沉积的尿酸盐溶解，有利于缓解痛风，大部分蔬菜富含维生素 C，大部分全谷物富含维生素 B，所以多吃蔬菜和全谷物，避免吃精致的碳水化合物（蛋糕、小面包、白米面、高糖果汁等），对痛风患者有好处。

5. 少喝酒

酒类饮品含有高嘌呤物质，大量饮酒促使肝脏内的三磷酸腺苷降解，可能引起高乳酸血症，导致尿酸生成增多而排泄减少。同时，喝酒容易使人长胖。而且，喝酒的时候通常要佐以下酒菜，这些只会让人越来越胖，进一步加重代谢紊乱和尿酸升高。

6. 少吃嘌呤含量很高的食物

动物脏器（肝、肾、脑、脾、肠）、海鲜（带鱼、鲶鱼、鲢鱼、鲱鱼、沙丁鱼、凤尾鱼、基围虾）、肉汤嘌呤含量很高，这些食物特别容易导致尿酸的生成增加。

7. 吃坚果

脂肪摄入过多，会导致血酮浓度增加，血酮会与尿酸竞争并抑制尿酸在肾脏的排泄，患者在痛风发作期可以食用含不饱和脂肪酸的坚果。酮体的生成，不一定是因为脂肪摄入过多，还有可能是因为饥饿过度或者减肥过快。所以对于尿酸含量高的人而言，不能天天饿肚子，不能减肥太快。

在这里我要补充第 8 点：禁止食用所有含糖饮料。可乐、奶茶、鲜榨果汁等含糖饮料统统要戒掉。

哺乳期该如何减肥

随着"二孩时代"的全面到来，许多家庭"喜提萌娃"，刚生完二孩的妈妈们，一边为孩子的降生感到欣喜，一边为自己产后臃肿的身材郁郁寡欢，她们既想要宝宝健康，也想要瘦得漂亮。这股力量催生了一个问题：哺乳期该如何减肥？

老一辈普遍认为，母亲吃得越多，母乳越充足、质量越好，这是典型的"穷怕了"导致的。根据有关数据显示，中国的产妇在哺乳期，尤其是坐月子期间，脂肪摄入过多，蛋白质摄入不少，但是谷薯类杂粮和奶制品摄入不足，蔬菜摄入也不足。因此这个时期产妇的饮食原则应该是"低脂、高纤维、优质蛋白质"，饮食总量上不超标即可。产后激素变化、水肿消退等会让体重逐渐恢复。有不少人尝试在哺乳期用基础代谢减肥法减肥，取得了一定的成效。

案例1：3个月减13斤

哺乳期宝妈
六月到现在，三个月时间，从119斤减到106斤。
没有刻意计算热量，差不多就行。
最大的收获是：
每天路过十几家早餐店，看到鸡蛋饼、油条、生煎
包已经不再想吃。

案例2：两个月减16斤

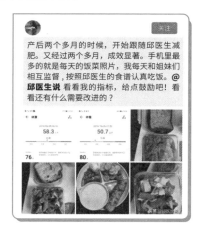

产后两个多月的时候，开始跟随邱医生减肥。又经过两个多月，成效显著。手机里最多的就是每天的饭菜照片，我每天和姐妹们相互监督，按照邱医生的食谱认真吃饭。@**邱医生说** 看看我的指标，给点鼓励吧！看看还有什么需要改进的？

案例3：23天减6斤

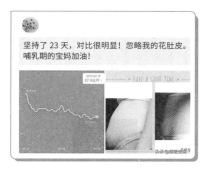

坚持了23天，对比很明显！忽略我的花肚皮。
哺乳期的宝妈加油！

三位妈妈都奶水充足，无不良反应，宝宝们也都养得白白胖胖。这说明在哺乳期也完全可以减肥，只要方法正确，效果是很好的，而且不影响给孩子提供营养。事实上，哺乳期是减肥的黄金时段。因为哺乳期代谢速度快，燃脂效率更高。

1. 选择适宜的减肥时间

产后减肥，最重要的是选择正确的时间。减得太早，比如刚生完孩子没几天，这时候身体没有恢复好，就开始减肥，容易出现健康问题，不仅伤元气，还会伤家庭和气；减得太晚的话，由于脂肪具备一定的记忆性，减起来更困难。我建议妈妈们在产后6周左右开始减肥，给身体足够的修复时间，保证奶水的正常供应。当然，如果身体还有别的问题，最好先咨询医生再做打算。

2. 坚持饮食准则

执行基础代谢减肥法，最重要的是每天吃够自己代谢的量，食材种类多样，保证饮食结构平衡，不过量也绝不节食，身体需要的能量就能得到良好的供应。

a. 晚餐要吃饱

建议晚餐以粗粮为主食，更健康也更容易产生饱腹感。哺乳期的妈妈们少不了要半夜喂奶，如果还要挨饿到天亮就很痛苦了。鉴于牛奶和鸡蛋有助于哺乳，建议大家再加一杯奶、一个蛋。

b. 清淡饮食

少盐、少油、少糖，用蒸煮代替煎炒。如果妈妈吃的食物"油水多"，乳汁里的脂肪含量会大大升高，宝宝喝了这种乳汁更容易长胖，而这种胖只能代表皮下脂肪多，并不代表脑子、内脏、身高发育得更好。

c. 多吃蔬菜水果

如果妈妈缺乏维生素，导致乳汁中的水溶性维生素不足，乳汁的营养质量就会下降，宝宝也会缺乏维生素，从而加大患病的可能。妈妈在哺乳期要多吃蔬菜水果，尤其是绿叶蔬菜，它们富含叶酸、膳食纤维和微量元素，这些都是母亲和孩子不可或缺的营养成分。

d. 多吃蛋白质，少喝浓汤

对哺乳期的妈妈来说，补充优质蛋白尤其重要。鸡胸肉、鱼虾、蛋类和奶制品中含有的低脂动物蛋白最利于吸收，豆制品则是很好的植物蛋白摄入源。

哺乳期的妈妈并不需要喝很多高汤，鸡汤、猪脚汤、大骨汤等高汤里含有大量脂肪，却没有太多营养，所以不喝高汤也并不影响泌乳。如果乳汁分泌不足，可以用生麦芽煮水喝，或者多摄入乳制品。比如，在黄色食谱的基础上，可增加一份到两份脱脂奶或者鸡蛋。

3. 坚持哺乳

哺乳是一个消耗能量的过程，研究显示，哺乳期妈妈每制造 200 毫升的乳汁，就能消耗 60 ～ 70 千卡热量，大部分哺乳期女性平均每天消耗 500 千卡热量。每天哺乳 5 次，就消耗了相当于跑步 2 千米的热量，而孩子吸取乳汁的过程，也会从母体带走脂肪。

4. 适量运动

哺乳期妈妈通常很忙，带小孩是件极耗费体力的事，这时候妈妈们甚至比上班还累。进入哺乳期一个月以内的妈妈们不能进行剧烈的运动，但要多翻身、早下床、多走动。多翻身可以防止子宫偏向一侧或者后侧，还有利于恶露尽早排净。

一般产后 42 天左右（剖腹产者需要将时间延后），可以做一些和缓的运动，比如瑜伽或者骨盆的修复运动。适量的运动，完全不影响哺乳，且有利于乳汁分泌、血液循环和产后整体身体功能的恢复。

有不少人担心，运动后乳汁会变酸，宝宝不爱喝。其实只要运动强度不大，身体根本不可能产生那么多乳酸，而且乳酸对矿物质营养素的吸收有益，有利于肠道的健康。总而言之，只要合理膳食、合理喂养，哺乳期就是妈妈们的减肥黄金期。

事实上，哺乳期减肥最重要的一点就是：少喝汤，多吃肉。

戒掉油腻的汤汤水水，多吃一些富含蛋白质的食物。富含蛋白质的食物能够提高代谢，而汤水只会增加脂肪。在哺乳期的头三个月，妈妈的乳汁里大约有一半是脂肪，越往后，脂肪含量越低。换句话说，婴儿吃母乳，就是在为母体减脂，只要母亲不过度进食，哺乳期减肥并不难。

青少年如何减肥

2013 年，肥胖到底是不是一种疾病这个问题成为美国医学会讨论的重点，最终得出结论：肥胖是一种疾病，而且是一种非常可怕又容易被忽视的慢性病。

2005 年，世界卫生组织把每年的 5 月 11 日定为"世界防治肥胖日"。世界卫生组织之所以如此重视肥胖，是因为肥胖的人越来越多，肥胖问题越来越严重了——尤其是青少年肥胖。青少年是祖国的未来，但是祖国的未来已经被糖和脂肪侵袭得不成样子。根据世界领先医学杂志《柳叶刀》2017 年公布的数据，在过去的 40 年里，全球的儿童和青少年肥胖人数增长了 10 倍。大家可能对 10 倍这个概念不敏感。这么说吧，按照统计数据，在2017 年，中国有 2400 万未成年人超过正常体重，其中大约有1600 万达到肥胖标准。这 1600 万里有没有你的孩子？

前段时间有一个视频在网上很火，视频里一个孩子上网课的时候，被老师调侃：你好像胖了！于是这个孩子愤怒地关上视频，开始疯狂做运动，他一边做运动，一边伤心地哭了起来。跟视频里的这个孩子一样，生活中有的孩子已经开始关注自己的体形，他们的家长却仍然自欺欺人地认为，孩子胖点好。实际上，现在已经不是吃不饱饭的年代，比起饥饿，我们更需要关注营养和热量过剩的问题。不得不提的一点是，青少年肥胖与长辈对他们的养育方式有非常密切的关系，很多老人以为油水就是营养，这个观念是需要调整的。

　　谈及青少年肥胖，我们就必须关注青少年的心理问题。很多孩子肥胖的原因是爱吃零食，那么他们爱吃零食的原因是什么呢？是因为没有一起玩耍的朋友吗？是因为过重的课业压力吗？还是缺少父母的关爱呢？现在有很多父母工作繁忙，疏于对孩子的关心和照顾。

　　不能给孩子做早餐的父母，是称职的父母吗？这个问题很难回答。为人父母的你们，知道自己的孩子一日三餐吃了什么吗？这个问题更难回答。因为你们可能没有真正在意过。也许是不想每天早起10分钟做早餐，你给孩子早餐钱让他自己解决，于是他买了垃圾食品，因为觉得垃圾食品很好吃，他吃了一次又一次……

　　缺乏父母的关爱让孩子的心理受伤，而肥胖则造成进一步的伤害。我的门诊里接待过许多有肥胖问题的青少年，他们不敢抬头也不敢说话，因为他们遭受了太多的嘲笑，小伙伴们给他们取难听的绰号，甚至连他们的父母也在连声责备，说他们太贪吃，这个世界没有给予他们足够的安全感。

肥胖不但会带来心理上的伤害，而且会造成身体上的伤害。有个 18 岁的河南小伙，体重 250 斤，确诊为 2 型糖尿病，需要每天在肚皮上打两次胰岛素，他被医生勒令减肥，于是他找到我这里。如果他能早点减肥该多好，这样可能就不用打胰岛素了，甚至可能都不会得糖尿病。可事已至此，我能帮助他减轻体重，但是毫无疑问的一点是，未来他一定需要承担比健康的人更多的健康风险。

青少年减肥的五大原则

1. 重视早餐营养供应

孩子的早餐，必须要给身体补充足够的优质蛋白质，可以选择加入豆浆、牛奶、鸡蛋，尽量不要只吃粉面、包子、面包，更不要只吃油条、煎饼、烤肠等。

2. 尽量少吃零食少喝饮料

零食和饮料会破坏孩子的肠道菌群，降低他们的抵抗力，我见过刚 18 岁就痛风发作的孩子，他这病就是从小喝饮料喝出来的。

3. 控制吃饭的速度

细嚼慢咽不仅是一种用餐礼仪，还是一个培养自制力的途径。因为如果孩子吃饭速度过快，那么很可能等到他停下来的时候，已经吃撑了。

4. 增加运动的同时注意饮食管理

运动是减肥的好方法，但是我见过很多孩子运动后胃口大开，放肆地吃，最后反而比运动前更胖，因此合理运动并注意饮食管理是很重要的，在这个过程中如果有营养学专家或儿科保健专家参与，就更好了。

5. 父母以身作则

什么是言传身教？什么是耳濡目染？一般来说，肥胖的父母，大多数会养育出肥胖的子女，保持健康、远离肥胖应该从父母做起。对于已经存在肥胖问题的青少年，在减肥过程中一定不能操之过急。

过度追求快速减肥，一来容易导致营养不良，影响发育；二来快速减肥往往伴随着"魔鬼式训练"，这种训练的强度容易让孩子的心理和生理都难以承受，给孩子留下心理阴影；日后暴饮暴食、发生报复性反弹。

患有多囊卵巢综合征的人如何减肥

多囊卵巢综合征是育龄妇女常见的一种内分泌及代谢异常所致的疾病，以慢性无排卵和高雄激素血症为特征。这种病的致病原因与遗传、体质、环境等多种因素有关，现代女性每天需要承受多重压力，一旦某天身体不堪重负，就会导致内分泌失调，被多囊卵巢综合征"盯上"。

研究表明，多囊卵巢综合征的发病率为 5% ~ 10%，这就意味着每100位成年女性中就有 5 ~ 10 位发病者。你身边的某某某，或许就是其中一个。

多囊卵巢综合征的几大症状

1. 肥胖

近年来，由于生活方式的改变，多囊卵巢综合征的发病率逐渐升高，这种情况在肥胖人群尤为显著。据统计，肥胖的育龄妇女发病率为 28.3%，而非肥胖育龄妇女的发病率只有 5.5%。

肥胖和多囊卵巢综合征紧密相关，很难说是肥胖导致了多囊卵巢综合征，还是多囊卵巢综合征导致了肥胖。肥胖的多囊卵巢综合征患者往往是腹型肥胖的类型，她们肥肉几乎全部堆积在腹部，这是由胰岛素抵抗反应决定的，而胰岛素抵抗反应同时也是多囊卵巢综合征患者的常见症状。

2. 月经不调

月经不调可以说是 80% 的多囊卵巢综合征患者最明显的症状，患有多囊卵巢综合征的人，其卵巢内的卵泡不能成熟，可能会在 B 超上呈现出单个切面上有十多个囊泡的现象。

3. 多毛

多毛也就是体毛旺盛，这是由于患者体内男性激素产生过剩导致的，在多毛之外，往往还伴有痤疮、面部皮脂分泌过多、毛孔粗大等症状。

4. 不孕

由于没有成熟卵泡排出，多囊卵巢综合征患者通常无法自然受孕。多囊卵巢综合征的影响还远不止于此，远期来看，因为长期无排卵，身体缺乏孕激素的刺激，可能会导致子宫内膜癌；同时由于明显的胰岛素抵抗，患者更容易患上 2 型糖尿病、黑棘皮症、高血压、冠心病等病症。

对于多囊卵巢综合征患者，中医有以下 8 大调理建议：

1. 中药调理

多囊卵巢综合征属于内分泌疾病，通过中药调理体质，是十分有帮助的。

2. 建立健康的饮食习惯

健康的饮食习惯不仅有助于减肥，还有助于增强体质、调节内分泌，减轻胰岛素抵抗反应，改善多囊卵巢的症状。

3. 坚持运动

运动有助于缓解胰岛素抵抗，增加能量消耗，帮助减肥。所以，每天运动 45 ～ 60 分钟是很好的习惯。

4. 拒绝熬夜

我见过部分患有多囊卵巢综合征的女性辞职减肥备孕，结果不用上班后，她们天天熬到凌晨两三点才睡觉，影响了减肥效果和质量，导致身体更容易囤积脂肪，同时也加重了胰岛素抵抗反应和内分泌紊乱，伤了身体。

5. 轻断食

轻断食即在一周中不连续的两天里，女生每天只摄入 500 千卡热量的食物，男生每天摄入 600 千卡热量的食物，其余 5 天恢复正常饮食。这样做能够很好地降低空腹胰岛素，改善高胰岛素血症，逐步缓解人的胰岛素抵抗反应。国外研究证实，规律地断食对降低雄激素也有帮助。

6. 多吃豆制品

豆制品富含植物雌激素——大豆异黄酮，当人体雌激素不足时，它可以提高雌激素水平；当人体雌激素过多时，它可以竞争性结合雌激素受体，减轻雌激素过多对身体的危害。

7. 勤泡脚

泡脚可以改善人体血液循环。在泡脚的温水中加入益母草、红花、当归、鸡血藤等药材，可以活血调经，对多囊卵巢综合征导致的月经不调非常有帮助。

8. 情绪管理

对于多囊卵巢综合征病人来说，情绪管理也是非常重要的。中医认为，情绪是否良好事关气血是否通畅，焦虑会对人体内的激素产生影响，很可能加重病情。

血压高的人如何减肥

肥胖，是心脑血管病的温床，几乎所有的心脑血管疾病都和肥胖有关系，其中最常见的一种就是高血压。

肥胖人群因为身体体积大，会消耗更多的氧气，所以需要心脏泵出更多的血液，这样就加重了心脏的负荷，从而使血压升高；肥胖者的交感神经系统具有更强的兴奋性，也会引起血压的升高；肥胖尤其是腹型肥胖者会出现"胰岛素抵抗"反应，引起血压的升高；肥胖者体内还会产生一种对人体有害的脂肪因子，这种脂肪因子也会引起血压的升高。

总之，肥胖引起高血压的机制很复杂，可以明确的一点是，肥胖者得高血压的概率是较体形正常者明显增大的。由于肥胖和高血压的关系，患有高血压的肥胖者必须减肥。对于这种类型的减肥者而言，怎样做才更科学、更有效呢？在这里，我推荐大家使用规律断食方案。

这个方案需要减肥者每周断食一天，断食期间要喝水并吃一些补气、化痰、祛湿的中药，以帮助他们维持血压稳定，保持比较好的精神状态。

关于短期规律禁食能否调节血压，国际上有非常多的机构进行了研究，这其中就包括我所在的中山大学禁食疗法研究组。我个人在组里主要负责研究周末断食对包括高血压在内的代谢综合征的治疗作用。

那段时间，我先是观察了一组禁食强度比较大的实验，在这组实验中，病人需要执行一天水果餐日、周末连续两天断食方案。虽然血压、血糖、血脂、尿酸、同型半胱氨酸、GLP-1（胰高血糖素样肽 -1）等指标均明显下降，减肥效果显著，但是因为强度太大，即便有中药的帮助，病人依旧很难抵挡饥饿。于是我对方案进行了改良，取消了水果餐日，并且将周末断食分成单日断食和连续两日断食两个组进行对照观察。经过大约 4 年的观察之后，我得出了这样的结论：尽管连续两日断食在减重和改善代谢性指标方面的效果优于单日断食，但是考虑到肥胖者的适应性和方案的可持续性，临床上还是采用单日断食的模式更为妥当。只有在执行单日断食效果不佳且患者能够忍受连续两日断食的情况下，才考虑执行连续两日的断食方案。

规律断食方案（又名：易瘦体质方案）的执行

第一部分：每周选择 1 天进行断食。

断食期间需要注意几点：（1）因为规律的断食能够让身体更好地适应，更有益于调节代谢，所以最好进行规律的断食，比如设定每周三或每周六进行断食；（2）患有比较严重的胃病、肝病、肾病或者血糖波动明显的人，不宜执行这个方案；（3）断食期间需要摄入 250 ~ 500 毫升苏打水，以中和胃酸，并保持平和的心态，避免因为进食的欲望过强而导致胃酸分泌过多，损伤胃黏膜；（4）如果断食期间出现饥饿感明显甚至胃痛的情况，不要勉强自己执行方案，可以适当补充一些食物，如豆浆、鸡蛋、优质的蛋白型固体饮料等。

第二部分：非断食日时，须保证三餐营养、规律。这是进行规律性断食的基础。在减肥的第一个阶段，我还会推荐减肥者使用代餐，这是为了强化热量控制，保证减肥的效果。

第三部分：适当服用中药，调节体质。

中药可以调节代谢、补中气化痰湿（脂肪）、控制血压、抑制食欲、提升饱腹感、改善运动耐力等，因此我会根据减肥者的体质为他们定制中药药丸，配合轻断食方案调节体质，以达到体重和血压双降的目的。

上述方案由于需要医生根据个人体质开立中药，因此如果没有专业的医生辅助，执行起来不太方便。下面我就给大家介绍一个轻断食方案，方便大家在家执行。

轻断食方案

第一部分：每周选择 1～2 天进行轻断食。轻断食期间要保证每天摄入热量为 500 千卡的食物，可以自己搭配食材，也可以食用代餐。

第二部分：将晚餐标准化。晚餐过于丰盛是现代人肥胖的主要原因之一，如果能够将晚餐的热量和营养进行标准化安排，那么对减肥会非常有帮助。因此，建议大家将晚餐标准化，在非断食期间使用蛋白型固体饮料代替晚餐。

第三部分：适当饮用苓薏豆皮茶。考虑到大多数肥胖者属于脾虚痰湿体质，建议大家饮用苓薏豆皮茶，通过健脾祛湿来提高减肥的效率。

糖尿病患者如何减肥

肥胖导致糖尿病的机制，我们不过多探讨。可以肯定的一点是，肥胖会大大提升患糖尿病的概率。所谓病从口入，肥胖者得糖尿病的概率是普通人的 3 倍以上。

就在我写作本节的前几天，有一位粉丝跟我分享了她的丈夫的经历。按照这位女士的叙述，她的丈夫在 2019 年被发现患有糖尿病，并在她的建议下，开始执行基础代谢减肥法，同时结合黄色食谱开始进行饮食结构的调整。在减掉 18 斤体重之后，他的血糖恢复正常，并且保持了一年的时间。2020 年，她的丈夫放弃了饮食管理，血糖也跟着升高了。到了 2021 年，空腹血糖高达 10 毫摩尔每升。于是，他重新开始按照黄色食谱来安排自己的饮食，9 天后，他的血糖回到 7.1 毫摩尔每升。

这是一个初发 2 型糖尿病的患者通过饮食管理降低血糖的成功案例。要知道在中国有数亿个潜在 2 型糖尿病患者，其中有很多人甚至并不知道自己已经出现了血糖问题，而对于刚刚发现自已患病的人而言，他们首先关注的一个问题就是：能不能不吃药？因为他们担心自己一吃上药就永远不能摆脱药物了，事实也确实如此，能够用药之后再停药的人是凤毛麟角。所以我认为这个案例有非常高的价值。

大多数人是不想吃药的，大家可能会好奇，为什么黄色食谱作为一份减肥食谱能够有效地控制血糖呢？这是因为黄色食谱的核心理念是营养均衡、控制总量、低 GI 饮食、适当运动，这跟我们所倡导的糖尿病患者的饮食理念是一致的。

营养均衡非常重要，这是保持健康饮食的基本原则，如果糖尿病发展到晚期，出现了较多的并发症如肾病、糖尿病足病等疾病，营养支持就更加重要了。黄色食谱是基于中国居民膳食指南编写的这个食谱里的饮食安排，可以满足大多数人的营养需要。

控制总量对于 2 型糖尿病患者来说，非常重要。以前我们总是说糖尿病的症状是三多一少：多食、多饮、多尿和消瘦，但就目前的情况来看，多数糖尿病患者存在肥胖的问题，因此必须通过控制饮食的总量，来帮助他们达到控制血糖和控制体重的双重目标。具体执行过程中只要保证每一天摄入饮食的总热量能够满足自己的基础代谢即可。

低 GI 饮食前文已经介绍过，这里不再多说。保持低 GI 饮食是糖尿病患者减肥最核心的内容，希望大家能够贯彻执行。

适当运动有助于减少血液中的糖分，帮助控制血糖稳定，减缓并发症的发生和发展。通常我会建议糖尿病患者在餐后进行半个小时的运动，最好是有氧运动与力量训练相结合，前文提到的举哑铃＋变速走的组合仍然是优质的备选。

上述方案主要针对的是初发 2 型糖尿病且未服药者，这些人体内的胰岛素尚能发挥一定的调节血糖的作用，所以单纯的饮食控制就可以帮助他们稳定血糖。

对于已经开始服药的患者，在控制饮食之外还需要医疗措施的辅助。我曾经帮助一名体重 250 斤的女性糖尿病患者减肥并控制血糖。减肥前，她每天往自己的身体里注射将近 100 单位的胰岛素，也无法使空腹血糖恢复正常。通过短期轻断食＋长期饮食控制及中药调理，她的体重减掉了 120 多斤，血糖也恢复了正常。

最后我要强调一点，糖尿病患者特别容易出现低血糖的症状，因此必须规律、健康地饮食 1 个月以上，同时血糖相对稳定的前提下，得到医生的同意之后，再开始轻断食。

07

第七章

各种减肥方案剖析

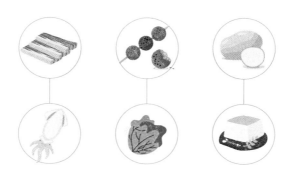

吃盐减肥法

　　有粉丝说看到某位男明星，据说是靠吃盐减肥成功的，问我这个减肥方法靠不靠谱，如果靠谱，他也想用这个减肥方法的话，具体应该怎么做，下面我来详细地说一说。

　　关于吃盐减肥的"原理"，有一种说法是：吃盐是为了让身体浮肿，把水分逼到体表，然后再通过运动发汗，把水分排出去。这个理论其实没有科学依据。因为仅仅是晚餐吃一点盐，根本起不到把水分逼到体表的作用。其实吃盐减肥的本质仍然是节食。晚餐只吃盐，吃得再多也没有摄入热量，热量的摄入减少了，人肯定会瘦。这种减肥法其苛刻程度一般人难以承受，其次，即便能够长期坚持，得不到充足的营养，身体素质也会明显下降。

　　那么真正科学、健康的减肥是怎样的呢？适当控制饮食是必要的，但是没有必要进行完全的低脂饮食。

　　在我推荐的减肥食谱里，要求早餐一定要丰盛，午餐需要有主食、瘦肉和蔬菜，主食可以是米饭，但是必须保证主食和瘦肉的比例是 1∶1。晚餐则要做适当的控制，但也不用只吃盐，吃鸡蛋白、豆浆、蔬菜和坚果就可以了，其中，鸡蛋白可以换成鱼肉或者虾肉（鱼腩不行），豆浆可以换成豆腐。

　　在运动方面，我认为长期剧烈运动并不可取，因为能够长期坚持剧烈运动的人不多。我认为，如果是男士减肥，每天做 4～6 次俯卧撑，或者每天举 4～6 次哑铃，每次举 10 分钟左右；如果是女士减肥，则可以选择每餐后靠墙站 5～10 分钟，同时每天举 2～3 次哑铃，每次举 10 分钟左右。这些运动都可以在零碎的时间里面进行，只要坚持下去，男士 1 个月瘦 8 斤，女士 1 个月瘦 5 斤不是问题。

藿香正气水减肥法

　　网上盛传某位女明星是靠喝藿香正气水减肥的，有粉丝问我这个方法是不是真的有效果。站在专业减肥医生的角度，我不建议大家选择这种减肥方式，因为这种减肥方式会导致免疫力下降，且十分容易伤害卵巢，女孩，尤其是还没有生过孩子的年轻女孩不要贸然尝试。

　　我有一个由于工作的关系跟娱乐圈比较靠近的粉丝，她跟我说，很多女明星到了 35 岁以后就必须化精致的妆才能出镜。因为长期不健康的生活方式，将她们的身体摧残得非常厉害，她们常常需要为出席某场活动或者出演某部电视剧而快速瘦身，这个过程是非常伤身的。女明星演完电影，拿到片酬，还可以花钱去好好保养身体，普通人没有这样的条件，所以她们的减肥方法大家不可轻易尝试。

去年有一位性情很直爽的女明星找我帮助她减肥，由于当年11月要出演电视剧，她必须在3个月内减重20斤，于是我给她制订了5+2轻断食方案。

断食和轻断食的区别在于断食这一天吃多少东西，周末的1～2天几乎不吃东西，叫周末断食，周末的1～2天每天吃热量为500千卡的食物，叫周末轻断食。断食或者轻断食的时间不一定限制在周末，条件允许的话，放在周一至周五来进行也是可以的。从效果上来说，周末断食强度更大，效果也更好，轻断食则比较平缓一些，适合自己在家执行。

总而言之，过度节食减肥不可取。短期内体重快速波动，会引起内分泌的快速变化，对身体的内环境稳定造成剧烈的冲击，而且过度节食可能会引起后续报复性饮食，让体重反弹，同时还很容易使多巴胺减少分泌，导致抑郁。过度节食者得抑郁症的概率比平常人高一倍。

酵素减肥法

最近，在我的微信朋友圈里，一些"生意人"开始大肆宣传一件事：某位女明星在哺乳期时使用了酵素减肥。

女性产后身材发生变化，多是孕期和产后的营养过剩导致的。大部分人对饮食的营养搭配了解得不多，即便是明星也因为专注于演艺事业，而没有太多时间了解专业的医学健康知识。

酵素，这个东西真的这么神奇，能帮助大家减肥吗？下面我就来跟大家详细地聊一聊这个问题。

一、什么是酵素?

酵素也就是我们常说的酶，它是一种加速细胞活动的物质，会参与各种细胞活动，我们人体有 5000 多种酶，这些酶作为非常高效的生物催化剂，其效率是化学催化剂的几千倍到几十万倍。

二、酵素对人体有用吗？

很显然，酵素，也就是酶，对身体是非常有用的，由于常常被大家忽视，而需要在此向大家强调一点，能够对身体起到催化作用的酶，必须由人体自己制造，外来的酶最多只能起到帮助消化的作用。

三、酵素能治便秘吗？

很多人说，自己吃了酵素以后就不会便秘，这其实很好解释，因为这些酵素并不是纯酵素，而是加入了很多膳食纤维后的复合型酵素，大家平时吃的蔬菜里就有很多膳食纤维，它对促进消化、缓解便秘有显著的效果；此外，酵素经过了发酵，在这个过程中，可能会产生一些益生菌，这些益生菌进入人体后也会起到一定的调节作用。

四、酵素能减肥吗？

关于这个问题，我的答案是：不能。张歆艺提到减肥时给自己设定了酵素日，也就是这一天里三餐饮食都用酵素代替。这其实就是节食。一包酵素的热量不到 50 千卡，三包的总热量不到 150 千卡，不到人体正常需求量的十分之一。

减肥的秘诀是学会吃

一、饮食要清淡

在大家眼中，减肥的首要任务是"管住嘴"，但在我看来，更准确的说法是"学会吃"。

我一直致力于推广基础代谢减肥法和科学的减肥食谱，希望大家在减肥过程中吃对、吃够，给身体提供充足的热量，尽量避免出现饥饿难耐的情况，这样减肥才可持续，大家才能健康瘦、舒心瘦。对于减肥期间的饮食，我还是建议大家粗粮细粮搭配食用，无论是自己做或是外食，都尽可能遵循"少油、少盐、少糖"的原则，避免摄入过多的盐导致水肿，也避免摄入过多油和糖带来过多的热量。

二、和饮料说再见

郭麒麟曾在接受杂志采访时表示，自从开始减肥，他就戒掉了碳酸饮料，基本只喝白开水，实在觉得没味道时就喝点苏打水。他的这种做法是十分正确的，因为无论是奶茶还是鲜榨果汁，里面所含的糖分都很高，更别提碳酸饮料了，长期喝这些饮品会刺激胰岛素大量分泌，血糖飙升，脂肪在身体里囤积，并增加患病风险。

国外曾经有一位大叔做了这样一个实验，他在一个月内坚持每天喝 10 罐可乐，以观察这些可乐会对身体造成怎样的影响。实验之前，他的体重是 76.2 公斤，体脂率是 9.4%，血压则是 129/77 毫米汞柱，实验结束后，原本精壮的他体重飙升至 86 公斤，还长出了一个大肚腩，体脂率增至 16%，血压升至 145/96 毫米汞柱，远高于 120/80 毫米汞柱的理想水平，患心脏疾病和中风的风险大大增加，更可怕的还有一点，他从此对糖上瘾，无法自拔。

世界卫生组织建议成年人人均每日添加糖的摄入量最好不超过 25 克，而据调查，一杯常规糖量的奶茶，其含糖量就高达 50 克。

排名	奶茶名称	总糖检测结果（g/100g）	一杯450ml奶茶总糖含量（g）	相当于方糖数（块）
1	珍珠奶茶（正常糖）	11.3	50.9	11
2	波霸奶茶（标准糖）	11	49.5	11
3	紫米牛乳茶（标准糖）	10.5	47.3	10.5
4	波霸珍珠奶茶（多糖）	10.5	47.3	10.5
5	皇家九号奶茶（全糖）	10.5	47.3	10.5
6	珍珠奶茶（常规糖）	9.36	42.1	9.5
7	原味奶茶（标准糖）	8.24	37.1	8
8	云顶芋头奶茶（半糖）	8.18	36.8	8
9	老虎堂香山仙桃奶茶（全糖）	8.14	36.6	8
10	三兄弟奶茶（少糖）	7.98	35.9	5.5
11	相思红豆奶茶（无糖）	7.88	35.46	8

排名	奶茶名称	总糖检测结果（g/100g）	一杯450ml奶茶总糖含量（g）	相当于方糖数（块）
12	椰果奶茶（3分糖）	6.09	27.41	6
13	考虑堂脏脏奶茶（少糖）	6.05	27.23	6
14	红豆奶茶（不加糖）	5.93	26.69	6
15	不知春奶茶（无糖）	5.43	24.44	5.5
16	鹿角奶茶（无糖）	5.43	24.44	5.5

无糖饮料也不是个好选择。

三、拒绝吃夜宵

吃夜宵会给消化系统带来较大的负担，非常不利于代谢，且有可能增加失眠的概率，进而减少抑制食欲的瘦素的分泌。长期吃夜宵还会严重影响胃部休息，导致胃黏膜的再生和修复没有办法正常进行，使人容易患上胃病和结石病。

四、坚持运动

大家可以根据自己的需要选择自己喜欢的运动，每周运动

3～5 次，每次运动 1 小时左右。对于实在不爱运动的人，我建议你们每天坚持简单的活动，比如饭后靠墙站立 5 分钟就是很好的活动方式，另外，大家切记：如果自己的体重基数大就不要选择膝盖负重大的运动，以免膝盖受伤。

五、邀请小伙伴一起减肥

减肥之路，一个人走难免孤单难熬，容易失败。郭麒麟一个人减肥时曾 6 次失败，直到和烧饼搭伙减肥才终于成功，"玲珑组合"的兄弟俩更是在微博上公开打赌比赛减肥。邀请小伙伴一起制订减肥目标，减肥过程中互相监督、互相激励，一起将身材变得更好的同时也增进了感情。这里提醒大家一点，一定要找到靠谱的减肥同伴，否则一个不能坚持，另一个也容易受到影响，当然，首先你本人得成为一个靠谱的伙伴。

裹上保鲜膜会瘦得更快吗

疫情期间我宅在家里，周末看了一期《王牌对王牌》。这一期有一个环节是健康知识抢答，答错的人要受到被喷干冰的惩罚。我记得其中的一个问题是："运动的时候裹上保鲜膜会瘦得更快吗？"我觉得挺有意思。

在节目里，贾玲说自己以前减肥的时候，不但裹保鲜膜，还会穿上暴汗服。旁边的胡兵表示认同："我也是。"看来都是过来人。末了，贾玲强调这样做只是在让身体脱水，减掉的是水分，之后只要喝几杯水，重量就回来了。

节目中浙江卫视邀请的健康专家也说：临床上他们曾接诊过采用这种方式减肥，导致中暑的人。严重的甚至有因此休克的人，可见这样减肥很危险。

下面我们来聊一聊，裹保鲜膜、穿暴汗服，到底对减肥有没有用？我的观点是：有用，但是作用非常有限，而且存在健康风险。为什么说有用呢？因为当人体体温升高的时候，人的基础代谢值也会提高，而基础代谢值的提高就意味着能量消耗的增加。但人是恒温动物，体温升高时，人的体温调节系统就开始工作了，它会通过各种方式来降温，比如出汗。由此我们可以推断出暴汗服的工作原理：通过人为造成身体密闭环境使体温升高，体温升高后身体会出汗，出汗导致水分流失，水分的流失造成体重下降，在这个运作过程中，人可能会面临体温很高且严重脱水，由此，中暑也就不奇怪了。

总而言之，裹保鲜膜、穿暴汗服可以提高体温，加快代谢，但是容易让身体面临脱水的危险。为了避免运动时脱水，大家应当注意及时补水。

最后，推荐给大家两个在短时间内提高体温促进代谢的途径：泡脚和泡澡。泡脚和泡澡不仅能够让你的体温升高，代谢加快，还能帮助你缓解疲劳，可以说是一举两得的好办法。

饭后站立减肥法

　　某位女明星说，她会在餐后的 30 分钟里始终保持站立的姿态。

　　对此，我的粉丝私下里嘀咕："像这样吃完饭就站着，早晚会胃下垂。"我认为她多虑了，只要不是吃饭吃到胃很撑的程度，饭后站立是很好的一个减肥方法。那位女明星没有介绍自己具体是怎么站的，在这里我就给大家推荐一个饭后靠墙站的方法，这个方法不但能够瘦身，还能够改善驼背和脊柱侧弯，帮助大家修正站姿，此外，对骨盆前倾导致的便秘、腰痛以及久坐导致的腿粗，都有很好的缓解作用。

　　它的操作步骤很简单。饭后全身贴着墙壁站立，使后脑勺、肩胛骨、臀部、小腿肚和脚后跟尽可能贴近墙壁，站立时让大腿前侧保持紧绷上提状态，保持 5 分钟即可。有些人可能会发现自己的腰无法完全贴到墙上，留有一拳的空隙，这是正常的，如果这个空隙大于一拳，那么她很可能有骨盆前倾的问题；还有一些人可能小腿肚子也无法贴到墙上，那可能跟墙壁的踢脚线设计有关系，不必强求。使用这种减肥法在刚开始的时候可能会感觉比较辛苦，但是只要坚持三个月的时间，就会有非常好的效果。

　　我的母亲年过 50，代谢速度已经明显降低，但是她在我的指导下，进行适当的饮食结构调整，配合饭后靠墙站立，轻松地将体重从 125 斤减到 110 斤，真正做到了轻松健康瘦身。

简单的"靠墙站立"，只要维持 30 秒，就能唤醒"超激瘦因子"

你的脚跟、小腿、臀部、肩胛骨、后脑勺都能好好地贴壁吗？

请从下至上调整姿势哟！

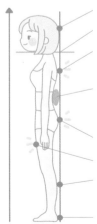

8. 后脑勺贴墙。

7. 下巴保持水平，头部稍微往后倾斜。

6. 肩胛骨紧贴墙面，两肩同高呈水平线，手臂伸直自然靠在身体两则。

5. 抬头挺胸挺直上半身，此时墙壁与后背间的空隙以一个手掌半的距离为最佳，若向脊椎方向收缩，让背部可以更加紧贴墙壁。

4. 臀部肌肉往内侧夹紧，此动作可让脚自然朝前。

3. 收缩大腿内侧肌肉。

2. 小腿肚贴紧，若无法贴紧墙面，可能是 O 形腿，或有膝关节僵硬的问题。

1. 脚掌并排，脚后跟贴壁，脚趾和膝盖都朝前。

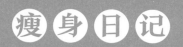

瘦身日记

年　月　日　　　　　　　　　　　　　　　　　　体重　KG

早餐

午餐

晚餐

年　月　日　　　　　　　　　　　　　　　　　**体重　KG**

早餐

午餐

晚餐

年　月　日　　　　　　　　　　　　　　　　　　　　体重　KG

早餐

午餐

晚餐

年　　月　　日　　　　　　　　　　　　　　　　　　**体重　　KG**

早餐

午餐

晚餐

年　月　日　　　　　　　　　　　　　　　　　　　体重　KG

早餐

午餐

晚餐

年　　月　　日　　　　　　　　　　　　　　　　　　体重　　KG

早餐

午餐

晚餐

年　月　日　　　　　　　　　　　　　　　　　　体重　KG

早餐

午餐

晚餐